LE FASTING

Conception graphique et réalisation :
Catherine Julia (Montfrin)
Illustrations : Idée Graphic (Toulouse)
Photos : JB Rives

ISBN : 978-2-36549-219-5
Dépôt légal : 1er trimestre 2017

Fabrication printteam®
groupement d'imprimeurs spécialisés,
imprimé et façonné en UE, 2e trimestre 2019.
www.print-team.fr

LE FASTING

La méthode de jeûne intermittent
ultra efficace
pour perdre du poids
et vivre plus longtemps

JB RIVES

Sommaire

AVERTISSEMENT

Ce livre s'adresse à des **adultes en bonne santé** qui souhaitent perdre du poids. Malgré le soin apporté à sa rédaction, il ne saurait se substituer à l'avis d'un médecin, seul qualifié pour évaluer votre état de santé.

Si vous suivez un traitement médical pour une maladie grave, des troubles de l'alimentation, ou que vous êtes obèse, un suivi médical est recommandé lors de tout changement alimentaire.

Note de l'auteur

Bravo !

VOUS AVEZ FAIT UN CHOIX IMPORTANT EN VOUS INTÉRESSANT AU Fasting, un mode alimentaire qui va changer votre vie.

En achetant ce livre, vous rejoignez une communauté de milliers de personnes qui ont toutes choisi une meilleure façon de gérer leur poids. Sans frustration. Sans penser à manger toute la journée. Sans envies de sucre. Le tout avec une énergie constante du matin au soir.

Nous sommes de plus en plus nombreux à avoir fait ce choix ! Vous avez entre les mains le livre de référence sur le jeûne intermittent en France, et si ce livre existe aujourd'hui, c'est grâce à vous tous, à vos succès et changements de vie spectaculaires.

Merci encore pour votre fidélité, bonne lecture… et bon Fasting !

Introduction

En France, on pensait être épargnés par le phénomène américain de l'explosion de l'obésité (la fameuse exception française), mais les statistiques sont là : aujourd'hui, 40 % des Français sont en surpoids, et 6 millions sont obèses. Quatre fois plus qu'en 1975.

Pourtant, on ne compte plus les régimes et leur grande popularité. Chez nous, près de 70 % des femmes et 39 % des hommes ont déjà suivi un régime. Qui n'a pas entendu parler de Weight Watchers, Dukan, du régime Miami…

Les couvertures de magazines grand public se répètent d'une année à l'autre, avec des promesses de pertes de poids rapides en gros titres sur fond de mannequins en maillot de bain.

Force est de constater que les approches classiques (qui consistent à manger moins gras, compter les calories, faire plus d'exercice) ne fonctionnent pas, que ce soit en Europe ou aux États-Unis, pourtant les premiers à avoir mis en place des recommandations en matière de nutrition et d'activité physique dans les années 1970.

Les pouvoirs publics communiquent activement sur le problème du surpoids, et il existe de plus en plus de labels pour les produits alimentaires et les informations nutritionnelles figurent sur tous les emballages.

Mais en dépit de toutes ces recommandations sanitaires, la situation s'aggrave. Nous faisons même face à de nouvelles maladies !

Si le nombre de régimes et de personnes qui les suivent augmente, mais que le surpoids continue de progresser, c'est qu'il y a une erreur majeure dans notre approche du problème du surpoids, en France comme dans le reste du monde.

Nous sommes victimes d'une série d'idées reçues qui nous empêchent de perdre du poids durablement et nous font même grossir.

J'ai une excellente nouvelle : **la solution est en vous.**

Au fil de cet ouvrage, je vais vous expliquer comment votre corps fonctionne, comment vous prenez du poids et comment nos populations sont devenues obèses.

Je vais vous indiquer une solution naturelle pour mincir, une solution qui au passage pourrait même rallonger votre durée de vie. Mais tout d'abord, laissez-moi vous expliquer comment j'en suis arrivé là.

Chapitre 1

La recherche d'une solution

UN PREMIER CHOC

Pendant mon enfance et mon adolescence, je ne me suis jamais posé de questions sur la nutrition et l'impact de mes habitudes alimentaires sur ma santé. Naturellement mince, je mangeais ce qui était disponible, avalant au passage quantité de sucreries, et sans trop m'intéresser au contenu de mon assiette, comme beaucoup d'adolescents.

Une fois livré à moi-même à l'âge de 18 ans (je pesais alors 68 kilos pour 1,80 m), et responsable de mes choix alimentaires, j'ai pris le parti de continuer dans la même direction, n'ayant pas vraiment de poids à perdre et un budget plutôt serré. Mon quotidien : jamais de légumes et principalement pâtes, fast-foods, chips, soda, plats surgelés, alcool. Je commençais à me dire que j'avais une chance incroyable, je mangeais ce que je voulais sans conséquences.

Sans le savoir, je commençais à prendre du poids comme beaucoup à mon âge, et d'année en année, les kilos s'accumulaient imperceptiblement. Après deux ans de vie professionnelle, je monte sur une balance un peu par hasard, ne me considérant pas en surpoids. Mes habitudes alimentaires n'avaient pas vraiment changé depuis mes 18 ans après tout. Le nombre qui s'affiche sur l'écran me paraît alors improbable.

J'avais pris plus de 20 kilos.

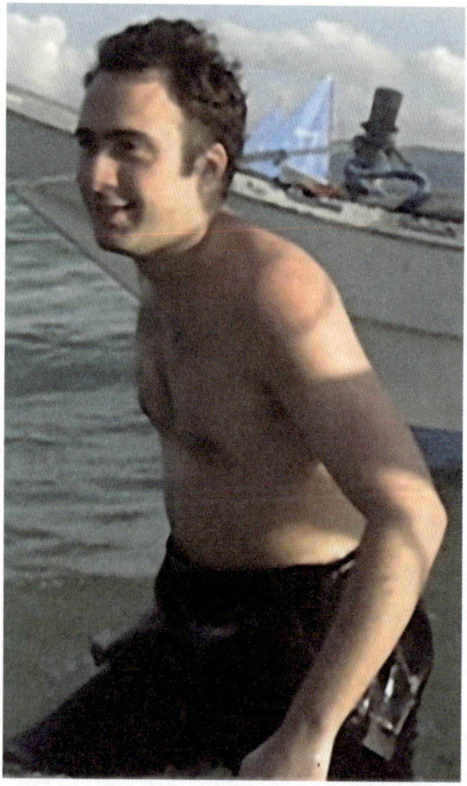

Comme beaucoup de Français autour de moi, j'avais négligé mon corps, pensant que je ne n'étais pas concerné par le surpoids. En effet, la plupart des gens n'ont pas de souci avec leur ligne jusqu'à 20 ans, parfois 25. La croissance demande de l'énergie. Une fois à l'âge adulte, on ne peut plus échapper aux lois de la physique (si on consomme plus de calories que l'on en dépense, on prend du poids sous forme de graisse).

L'explication semble logique : en consommant de plus en plus (restaurants, snacks), tout en bougeant de moins en moins (travail dans un bureau, manque de temps pour le sport), on avale plus de calories que le corps n'en brûle. Sournoisement, sans que ce soit visible à l'œil nu, on accumule les kilos.

J'ai eu la chance que la prise de poids soit relativement rapide (3 kilos par an). Pour certains, c'est plus lent, et donc pas suffisamment frappant pour prendre conscience du problème et réagir à temps. Et un jour, c'est le médecin qui vous annonce que vous êtes en surpoids suite à un accident cardio-vasculaire, un diabète ou un taux de cholestérol élevé. Le jour où la balance a affiché 90, j'ai réalisé que je ne voulais pas être victime de mes excès. Si je continuais dans cette voie, j'allais réduire mon espérance de vie.

Pendant 10 ans, j'ai observé les habitudes alimentaires des gens qui parviennent à rester minces sans effort.

Pendant 10 ans, je me suis intéressé à la nutrition et ses effets sur la santé. J'ai lu les études scientifiques récentes.

Pendant 10 ans, j'ai testé et expérimenté afin de trouver la vraie façon de perdre du poids, durablement, une méthode qui soit applicable à tous, hommes et femmes, jeunes et vieux, actifs ou non.

Je vous livre ici mes découvertes et conclusions, je vais vous faire découvrir une façon simple de gérer votre poids, sans compter les calories, une méthode que des milliers de personnes ont suivie avec succès.

PREMIÈRES DÉCOUVERTES

Je ne suis pas nutritionniste, je ne suis pas médecin. Il m'a fallu partir de zéro pour comprendre par quels mécanismes la perte de poids se produit au sein du corps humain et développer l'expertise nécessaire pour ensuite partager tout ce que j'ai appris pendant ces années.

Comme la plupart d'entre vous, je n'avais aucune idée de la façon dont mon corps fonctionnait. J'avais simplement en tête les principes de base qu'on m'avait donnés en cas de surpoids : moins de calories, plus d'exercice. Bien que ces principes soient scientifiquement corrects et leur application facilement mesurable, perdre du poids c'est souvent plus compliqué que de simplement manger moins et aller faire du sport.

Ma motivation initiale, celle de perdre mes kilos en trop, s'est progressivement muée, lors de mes recherches, en une quête de la vérité face à la quantité d'informations, parfois contradictoires, sur le sujet. La science nous permet aujourd'hui de créer des organes artificiels et même de cloner des êtres vivants. Pourquoi un problème aussi simple que la perte de poids (du moins au premier abord, puisqu'il suffirait de bouger plus et manger moins) ne pourrait pas être résolu ?

Sans vraiment d'information précise sur le sujet, j'ai fait ce que pas mal de gens font par défaut. J'ai arrêté le soda (un coupable facile), et j'ai commencé à courir tous les jours. Un peu extrême pour un non-sportif, mais j'étais motivé pour en finir rapidement. Cette routine suivie intuitivement portait peu à peu ses fruits, me donnant suffisamment de motivation pour continuer. J'ai alors perdu 4 kilos en 6 mois. Loin de vraiment changer mon mode de vie, je considérais que courir suffisait à me faire perdre le surpoids et à compenser mes excès. C'est ce qu'on lisait dans les magazines, sur les paquets de biscuits, et même les canettes de soda. C'était la recommandation : bouger plus.

Alors, comme beaucoup de gens, j'ai repris confiance dans ma capacité à réguler mon poids, et j'ai progressivement arrêté la course à pied. En seulement deux mois, le surpoids était revenu. Compter sur l'exercice pour maintenir son poids implique de maintenir l'effort constamment. Retour à la case départ.

DÉCOUVERTE 1 :

Une perte de poids liée à la pratique du sport n'est durable que si l'on continue de faire du sport régulièrement

Puisque la course à pied fonctionnait, je me suis remis à courir, plus intensément cette fois-ci. Tous les matins, je courais 10 km à jeun. Effectivement, la perte de poids était au rendez-vous, puisqu'en 30 jours à ce rythme, j'étais à nouveau au-dessous de 80 kilos (10 kilos perdus).

Pourtant, je me sentais toujours gras, et quelle que soit l'énergie que je dépensais, j'avais toujours cette boule de graisse autour du nombril.

Je perdais principalement de l'eau et du muscle, l'opposé de mon objectif principal, perdre du ventre.

DÉCOUVERTE 2 :

Perte de poids ne veut pas dire perte de graisse

En commençant à me renseigner sur le sujet, j'ai réalisé que la course à pied que je pratiquais intensivement tous les matins à jeun incitait mon corps à utiliser mes muscles comme source d'énergie. Cela avait pour conséquence une perte de poids qui n'était plus saine du tout, et surtout qui devenait impossible à maintenir sur un long terme.

En cherchant des programmes d'entraînement physique chez les acteurs de cinéma, j'ai réalisé que la musculation était une solution pour maintenir sa masse musculaire tout en continuant à courir, une habitude que j'avais du mal à abandonner malgré les résultats limités sur ma perte de poids. Je découvre alors les salles de sport et les méthodes utilisant des poids pour modifier son physique rapidement. Un principe qui me rappelle le parcours classique du champion, qui s'entraîne avec un sac à dos pour être plus rapide le jour de la compétition.

Trois fois par semaine, je me suis entraîné en salle de sport, en plus de ma séance de course à pied quotidienne pour continuer à perdre des kilos. J'étais plutôt satisfait des résultats, mais le temps que je devais consacrer au sport était tel que le rythme était impossible à tenir. Épuisé, je tombais malade de plus en plus souvent. En dépit du fait que je ne perdais plus vraiment de poids, j'avais peur d'arrêter de courir. Pourtant, l'euphorie des premiers mois commençait à faiblir, je commençais à avoir mal au dos. Mon genou droit devenait douloureux quand je courais plus d'une demi-heure.

DÉCOUVERTE 3 :

Le sport peut être contre-productif à haute dose

Puisque la solution n'était pas d'augmenter le sport pour continuer à maigrir, il était temps de m'intéresser à l'autre partie de l'équation : manger moins.

Concrètement, c'était probablement de diminuer la quantité de calories que je consommais. J'ai commencé à réduire mes portions.

J'en arrivais à me contenter de repas constitués d'une carotte et d'un petit sandwich, parfois d'une salade. Ce fut efficace pendant quelque temps, puis mon corps s'est adapté. J'ai alors découvert la notion de métabolisme, qui définit l'énergie dépensée par le corps pour fonctionner. Et un mécanisme connu par les spécialistes des régimes sous le terme de « plateau ». Au bout d'un certain temps de restriction alimentaire, le poids se stabilise et atteint un plateau, il faut réduire à nouveau les calories pour continuer à perdre du poids…

DÉCOUVERTE 4 :

Le corps s'adapte à la restriction alimentaire en réduisant ses dépenses d'énergie, mettant fin à la perte de graisse

Même si j'étais plutôt globalement satisfait en regardant la balance afficher 80 kilos, je restais un peu contrarié parce que je n'arrivais toujours pas à perdre la graisse que j'avais autour du nombril.

En étudiant la biologie du corps humain et la notion de métabolisme, j'ai compris beaucoup de choses. C'est une notion essentielle pour appréhender la perte de poids. Le métabolisme, c'est en quelque sorte la vitesse à laquelle votre corps brûle l'énergie. Lorsque votre métabolisme est élevé, vous êtes en forme, votre système immunitaire est plus efficace, et vous dépensez l'énergie au lieu de la stocker.

Lorsqu'il est bas, vous fonctionnez « au ralenti », vous avez plus facilement froid, vous tombez malade, vous êtes facilement fatigué, votre corps stocke l'énergie dès que possible, au lieu de la dépenser.

À ce moment-là, vous atteignez un plateau et vous ne perdez plus de poids.

Face à ce problème fréquent, les pros de la musculation ont une astuce simple pour relancer leur métabolisme. Faire de plus gros repas. C'est l'opposé des conseils de magazines et de ce que je me forçais à faire (plusieurs petits repas dans la journée).

DÉCOUVERTE 5 :

Faire de gros repas relance le métabolisme et donc la perte de poids

J'ai donc augmenté les quantités dans mon assiette, réduisant le nombre de repas au passage. Souvent deux par jour, parfois un seul. J'ai recommencé à perdre du poids, cette fois-ci principalement de la graisse.

Contrairement à ce que l'on aurait pu imaginer, je n'avais pas faim du tout entre les repas, même quand je n'en faisais qu'un dans la journée. Je découvre alors que je suivais sans le savoir un mode alimentaire très prometteur, et étudié dans les plus grandes universités américaines, l'*intermittent fasting*, que je simplifie en **Fasting** en créant mon site Internet. L'*intermittent fasting*, « jeûne intermittent » en français, recouvre en réalité plusieurs variantes de jeûnes, qui ne procurent pas toutes les mêmes bénéfices.

Des millions de personnes perdent du poids en pratiquant le jeûne intermittent, hommes et femmes de tous âges, de toutes les morphologies. Les études confirment les bénéfices surprenants obtenus par ceux qui espacent leurs repas. Sachant cela, je décide alors de me consacrer sérieusement au Fasting, en prolongeant tous les matins le jeûne de quelques heures, jusqu'au déjeuner.

Première surprise, c'est étonnamment facile à suivre. Rien de plus simple, après tant de régimes, interdictions et comptage de calories… de n'avoir qu'à regarder sa montre pour maigrir.

Et effectivement : en trois mois, j'ai perdu plus de graisse que dans les trois années précédentes (photos ci-contre). En faisant moins de sport qu'avant, sans réduire les portions ni compter les calories… et surtout sans avoir faim !

DÉCOUVERTE 6 :

Le jeûne intermittent est la façon la plus facile et efficace de maigrir.

Sur la photo prise en septembre 2011, je suis au régime et je fais du sport depuis trois ans. Après trois mois de Fasting, alors que j'ai arrêté la course à pied, la graisse a fondu. Suite à cette

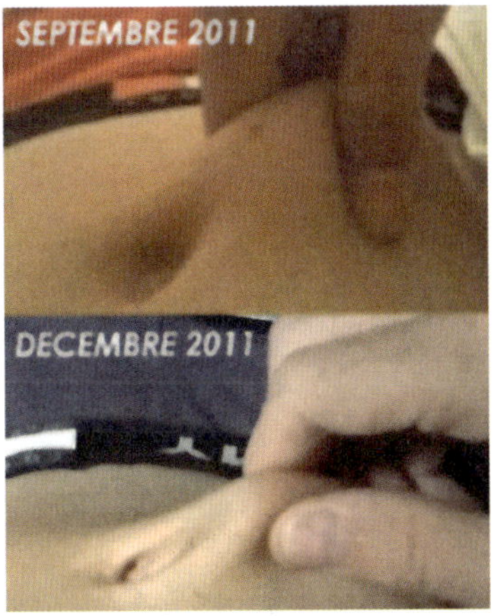

Entre septembre 2011 et décembre 2011, donc en seulement 3 mois, j'ai perdu la graisse abdominale qui persistait.

découverte, j'ai étudié les mécanismes qui sous-tendent notre métabolisme et appris l'importance des hormones dans la prise de poids. Toutes ces années, je pensais que les mécanismes de la prise de poids n'étaient qu'une question d'énergie et d'équilibre entre les apports alimentaires et les dépenses en énergie. Mais c'est un peu plus compliqué que cela : car en fonction de ce que vous mangez et du moment auquel vous le mangez, vous aurez une réponse différente, et ceci indépendamment de la quantité d'énergie présente dans l'aliment en question.

Nous allons voir dans ce livre qu'il existe une façon de s'alimenter qui favorise la production de certaines hormones, celles qui déterminent notre poids. Si on arrive à influencer cette production hormonale grâce à notre alimentation, on peut arriver à maintenir un poids idéal, sans effort.

Il m'a fallu quatre ans d'expérimentation personnelle et des centaines d'heures de recherche pour atteindre cet équilibre, et comprendre comment l'idée de régime mise en avant dans les magazines et sur Internet (principalement basée sur la réduction des portions alimentaires, et la pratique de plus de sport), bien qu'excellente sur le papier, ne pouvait fonctionner pour la plupart des gens.

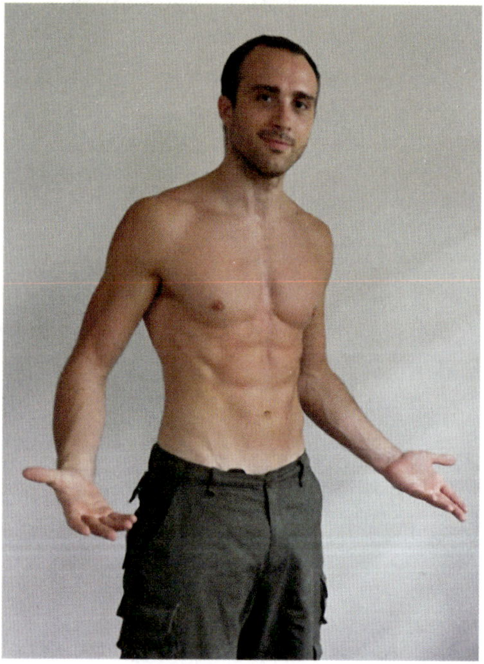

La plupart des gens n'ont pas le temps de courir plusieurs fois par semaine, de compter les calories ou de peser leurs portions. Et surtout, la contrainte réside dans l'obligation de maintenir cette façon de vivre sur le long terme, sous peine de reprendre les kilos perdus.

Qui n'a pas connu l'effet yo-yo ? Les régimes ont un petit secret bien gardé : ils ne marchent pas !

CE QU'IL FAUT RETENIR

- J'ai testé les approches traditionnelles, qui m'ont donné des résultats à très court terme et au prix de beaucoup de sacrifices.
- Au bout de quatre ans d'expérimentations, j'ai enfin perdu ma graisse abdominale. J'ai arrêté de faire des petits repas toute la journée. J'ai mangé plus et fait moins de sport... exactement l'inverse de ce qui est couramment conseillé !

Chapitre 2

L'échec des régimes

CHEZ LA PLUPART DES PERSONNES, LA PRISE DE POIDS EST TRÈS subtile, parfois il s'agit juste d'un kilo par an. Comme cette prise de poids est insidieuse, on ne s'en rend compte souvent que trop tard, lorsque, accumulé d'années en années, le surpoids atteint 10, 20 voire même 30 kilos ! On pense souvent que le surpoids est le signe d'apports alimentaires trop importants.

Pourtant, rapporté à une journée, le surplus énergétique n'est que de 20 calories par jour (calcul fait sur la base d'une prise d'1 kilo par an). Pour vous donner une idée de ce que ça représente, c'est l'équivalent d'un petit bonbon. On est loin de la gloutonnerie : la différence entre prendre du poids et garder la ligne ne tient vraiment qu'à une bouchée.

Face au problème de surpoids, la solution proposée par la plupart des régimes consiste à réduire les portions, ou compter les calories. Si c'est votre choix, il vaut mieux être précis ! Les taux de succès à long terme sont très faibles, on parle en général de 5 % de réussite, pour une raison toute simple… que toute l'industrie de la minceur fait semblant d'ignorer : les régimes apportent une solution de court terme à un problème de longue date.

Les gens accumulent pendant des années les kilos, mais ils souhaitent une solution rapide pour les perdre, en quelques semaines. Si vous avez déjà essayé de perdre du poids et que vous êtes parvenu à atteindre votre objectif, vous avez probablement remarqué qu'il est très difficile ensuite de maintenir le poids perdu.

Au début du régime, cela se passe le plus souvent bien, vous perdez vos kilos. Mais c'est ensuite que cela devient de plus en plus difficile. Vous vous dites probablement que vous manquez de volonté puisque les autres y arrivent… Mais est-ce vraiment de votre faute ?

La plupart des régimes « express » fonctionnent à court terme, et c'est ce qui permet leur succès commercial. Pendant les premières semaines, les adeptes de ces régimes sont souvent contents des premiers résultats, et recommandent en général leur nouveau régime autour d'eux. Le bouche-à-oreille est encore plus rapide sur Internet.

Le cycle de vie des régimes à succès est alors souvent le même : un régime est en vogue pendant quelques années, puis est critiqué, et enfin disparaît. Heureusement, c'est à ce moment-là qu'un nouveau régime arrive, bien plus efficace cette fois-ci… et ainsi de suite, le cycle des régimes continue.

Aux États-Unis, où une personne sur deux suit un régime, l'industrie de la minceur est un marché annuel estimé à 60 milliards de dollars. Plutôt juteux ! Cela s'explique en partie parce que ceux qui veulent perdre du poids font en moyenne entre 4 et 5 tentatives par an ![1]

La perte de poids y est devenue depuis cinquante ans un sport national, à tel point qu'on retrouve même des émissions de télé-réalité sur le sujet.

Dans la plus connue, *The Biggest Loser* (littéralement *Le Plus Gros Perdant*, celui qui perd le plus), une quinzaine de personnes obèses ont quelques semaines pour perdre le plus de poids possible. Le vainqueur en ressort toujours très mince avec un chèque de 250 000 dollars. Chaque année, de nouveaux participants, pesant parfois plus de 200 kilos, s'épuisent à l'écran sous la pression des entraîneurs, résistent à leurs tentations préférées et en général, divisent leur poids par deux sur la durée de l'émission.

Les méthodes extrêmes imposées par la production font débat depuis 10 ans. Pour une grande partie des nutritionnistes américains, ces régimes drastiques sont inefficaces et donnent une mauvaise image de la perte de poids.

Les résultats à long terme de l'émission leur donnent raison : la plupart des participants n'arrivent pas à rester minces une fois l'émission terminée... Ils reprennent parfois même plus que ce qu'ils avaient perdus. Et ceci, alors même qu'ils continuent leurs efforts.

Pour comprendre ce phénomène, une équipe de chercheurs a suivi les participants de la huitième saison, et a mesuré l'évolution de leur métabolisme.

Souvenez-vous (page 21), lorsque votre métabolisme est bas, vous dépensez moins d'énergie… et vous stockez ce qui n'est pas utilisé.

En observant l'évolution du métabolisme des participants de l'émission pendant 6 ans, l'étude scientifique a conclu : « le régime drastique et les heures de sport quotidiennes ont eu une conséquence dramatique sur leur capacité à dépenser de l'énergie. »

En effet, le métabolisme ralentit tellement qu'il ne peut plus revenir à son niveau initial, rendant par conséquent la perte de poids impossible sur le long terme puisque l'énergie est économisée et n'est plus dépensée… les kilos reviennent au moindre relâchement de la part des participants (voir schéma).

Dès la fin de la Seconde Guerre mondiale, le scientifique américain Ancel Keys l'avait déjà démontré, en réduisant de moitié les rations de 36 hommes pendant six mois, dans une des études les plus ambitieuses de la nutrition moderne[2]. Alors que les joues des hommes se creusent, il remarque que leur métabolisme s'adapte au manque de nourriture, en réduisant fortement les dépenses énergétiques… rallongeant ainsi la durée des réserves.

C'est un mécanisme de survie, qui nous permet de rester en vie dans un environnement naturel qui peut parfois être impitoyable. Sans ce mécanisme, nous aurions disparu à la moindre famine !

Lors de privations brutales ou étalées sur plusieurs mois, l'organisme limite les fonctions qui ne sont pas indispensables pour économiser de l'énergie. Les participants de l'émission sont donc confrontés à un problème insurmontable une fois l'émission terminée : poursuivre une alimentation à la limite de la famine… sous peine de stocker à nouveau. Six ans plus tard, leur métabolisme est toujours ralenti.

Lorsque vous commencez un régime, votre métabolisme est élevé. Chaque restriction, aussi petite soit-elle, se traduit donc par une perte de poids. C'est facile au début.

Mais au fur et à mesure que vous perdez du poids, votre métabolisme diminue, et ce proportionnellement à la restriction des portions. Plus le régime est restrictif, plus votre corps s'adapte.

Cette fuite en avant se termine toujours à un moment donné : lorsque vous avez atteint votre objectif ou que les restrictions ne sont plus tenables. C'est le moment où vous vous autorisez des écarts. Le métabolisme qui tourne au ralenti reçoit d'un coup plus d'énergie qu'il ne peut en utiliser : vous stockez à nouveau.

Dans ces conditions, est-ce vraiment un problème de volonté ? Non, car ce mécanisme du métabolisme est ancré en nous et rend tout régime à court terme inutile.

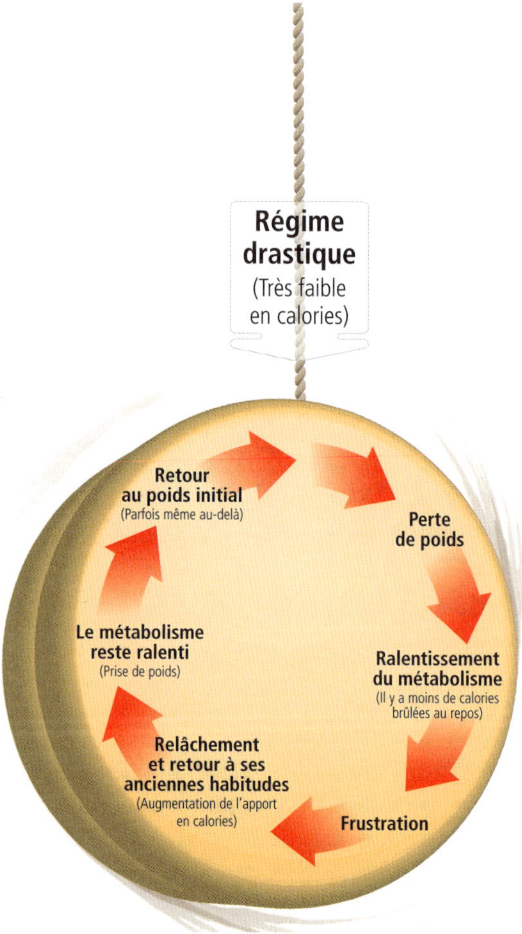

Les régimes hypocaloriques aboutissent à un cercle vicieux, le fameux effet yo-yo, du fait de leur action sur le métabolisme.

Dans une logique de survie, encore une fois, votre corps a tendance à vouloir maintenir le statu quo, à rester le même et à maintenir l'équilibre. Ce phénomène s'appelle l'homéostasie.

C'est ce qui vous permet par exemple de conserver une température corporelle constante quelle que soit la saison, mais aussi de maintenir votre poids stable.

Pour l'homme qui vivait il y a 50 000 ans, une perte de poids trop rapide ou inhabituelle ne voulait dire qu'une chose : une famine arrive. La priorité est alors de survivre, en diminuant les dépenses d'énergie pour ralentir la perte de poids, et reprendre ensuite du poids dès que l'on mangera à nouveau. On oublie souvent que notre corps n'a pratiquement pas évolué depuis cette époque, et ses priorités préhistoriques ne sont pas forcément les siennes aujourd'hui.

Malgré l'abondance de nourriture autour de vous, il s'inquiète de ne pas avoir assez. Lorsque vous limitez fortement ce que vous mangez dans le cadre d'un régime, le corps est prêt à tout pour maintenir son poids. Il produit alors des hormones qui augmentent l'appétit et créent de nouvelles cellules graisseuses. Certaines fonctions moins prioritaires comme la production d'hormones sexuelles ou la pousse des cheveux sont ralenties. Tout cela pour que le corps fonctionne avec moins d'énergie, tout en étant prêt à stocker le moindre surplus de calories...

Pour ne rien arranger, notre organisme perd difficilement du poids et ne s'inquiète pas trop de l'accumulation de graisse corporelle. Eh oui, dans la nature, il est bien plus dangereux d'être trop mince que trop gros (notamment en cas de disette !).

Mais dans notre civilisation moderne qui est une société d'abondance où la nourriture est omniprésente, prendre du poids devient inévitable après une privation.

Vous comprenez alors pourquoi un régime temporaire sera toujours voué à l'échec. Les études le confirment : seuls les changements de vie permanents donnent des résultats permanents.

Comme nous allons le voir, la prise de poids n'est pas pour autant une fatalité.

CE QU'IL FAUT RETENIR

- Les régimes temporaires ne marchent pas sur le long terme.

- La privation de nourriture entraîne un ralentissement du métabolisme, qui entraîne une réduction de nos dépenses d'énergie, ce qui rend impossible la perte de poids. À la reprise d'une alimentation normale, on reprend inévitablement le poids perdu.

Chapitre 3

Vous savez ce qui est bon pour vous

PENSEZ À UN ANIMAL EN LIBERTÉ. VISUALISEZ-LE DANS SON élément naturel. Est-il obèse ?

Quel que soit l'animal terrestre auquel vous avez pensé, il n'est pas gras. Sa musculature est visible, sa peau fine. Même les animaux qu'on se représente « gros » comme l'hippopotame sont très musclés et non gras. Les exceptions sont transitoires et avec un but précis, comme l'écureuil avant l'hibernation, l'ours polaire avant une marche de plusieurs mois, la baleine pour les périodes de jeûne notamment lorsqu'elle allaite son petit… Les autres ne sont pas en surpoids.

Pensez-vous que ces animaux comptent ce qu'ils mangent ou font des portions ? Bien sûr que non, ils mangent à leur faim et s'arrêtent de manger quand leur corps leur dit que c'est assez.

Les seuls animaux qui deviennent gras de façon permanente, et donc en surpoids, sont ceux que nous nourrissons, en général plusieurs fois par jour, comme les animaux domestiques et ceux destinés à la consommation (porc, bœuf, canard).

On peut trouver de nombreuses différences entre nous, humains, et les autres espèces, comme par exemple le fait que les animaux soient en général plus actifs tout au long de leur journée, ou qu'ils ne soient pas exposés à la publicité. Mais nous partageons tous l'instinct de ce qui est bon en termes de nutrition.

Au début de la nutrition moderne (début du xxe siècle), la question de la nutrition des jeunes enfants faisait débat. Deux camps de pédiatres s'opposaient. D'un côté les premiers nutritionnistes, convaincus de leurs découvertes, qui imposent des régimes contraignants et précis. De l'autre, les partisans d'une alimentation naturelle, qui défendent l'idée que l'espèce humaine s'en est toujours bien sortie sans menus préétablis.

Les recommandations parfois fantaisistes des nutritionnistes, suivies à la lettre par des parents attentionnés, rencontrent une certaine réticence de la part de nombreux enfants qui refusent alors de manger… On les pense atteints d'anorexie. Face à cette épidémie de nouveaux cas qui remplissent sa salle d'attente, Clara Davis, pédiatre américaine basée à Chicago, s'interroge. Faut-il forcer l'alimentation ou laisser les enfants choisir ? Existe-t-il un sens inné des besoins nutritionnels qui expliquerait ces rejets ? Clara Davis est persuadée que les nouveau-nés sont capables de se nourrir naturellement. Mais pour répondre de manière scientifique à cette question, elle élabore une expérience unique de par sa durée et la précision des données qu'elle obtient.

Dans cette étude publiée en 1939, elle prend en charge l'alimentation de 15 bébés d'un orphelinat voisin qu'elle va suivre durant six années. Des enfants tout juste sevrés, donc qui n'ont pas débuté l'alimentation diversifiée. Pour Davis, c'est la population idéale pour tester son hypothèse.

Les enfants de l'expérience ne reçoivent aucune indication de la part des adultes. À chaque repas sans exception, on leur propose un choix de 33 aliments (aussi variés que jus d'orange, foie de veau, fromage, fruits) sans limite de quantité. L'enfant pointe du doigt un bol précis, et une infirmière lui donne une cuillerée. Les combinaisons sont parfois farfelues, et chaque enfant développe sa propre combinaison d'aliments, différente des autres. L'expérience a duré six ans et compté 70 000 repas[3].

Première observation de l'étude : les enfants sont tous à leur poids idéal. Leur alimentation suit précisément les besoins caloriques de chaque tranche d'âge.

Deuxième observation de l'étude : bien que les régimes alimentaires soient complètement différents les uns des autres, chaque enfant arrive à un équilibre idéal de nutriments.

Avec les nombreuses options disponibles, on aurait pu s'attendre à des carences chez certains enfants, qui auraient laissé de côté les légumes ou les protéines par exemple. Mais, comme poussés par une main invisible, tous les enfants font évoluer leurs choix alimentaires en fonction de leurs besoins.

Nous avons tous cette capacité incroyable à avoir envie de ce qui est bon pour nous, nous sentons quand nous avons trop mangé ou si nous manquons d'un nutriment en particulier. Un peu comme les animaux, à l'état naturel, nous n'avons pas de problème de poids.

Puisque nous sommes naturellement capables de manger correctement, mais que nous n'y parvenons plus, c'est qu'il y a un problème qu'on ignore. Il est sans doute possible de reprendre le contrôle, comme avant… Mais avant quoi, au juste ?

Comment expliquer que tant d'individus ne parviennent plus à gérer leur poids, alors que les hommes étaient globalement minces pendant des millions d'années ? Le nombre de personnes en surpoids dans le monde n'a commencé à grimper qu'après les années 1950. Un petit retour en arrière va nous éclairer sur ce qui s'est passé, et enfin nous permettre de comprendre ce qui nous fait prendre du poids aujourd'hui.

CE QU'IL FAUT RETENIR

- Nous sommes instinctivement capables d'estimer les quantités d'énergie et les nutriments dont nous avons besoin et d'opter pour les bons choix alimentaires. À l'état naturel, nous ne prenons pas de poids.

- Mais tout a changé au XXe siècle.

Chapitre 4

Mangez moins, bougez plus. Vraiment ?

J'AI LONGTEMPS PENSÉ QU'ON POUVAIT EXPLIQUER L'ÉPIDÉMIE d'obésité par un seul facteur déterminant. Je me disais que si seulement j'arrivais à trouver la raison (que je pensais donc unique) de notre surpoids, j'aurais alors la recette garantie pour maigrir facilement et durablement. Pour moi et les autres. Pour les amis, qui continuent à prendre du poids avec les années, malgré leurs efforts. Pour la famille, affectée régulièrement par les effets pervers sur la santé d'une mauvaise alimentation. Pour la communauté incroyable que vous venez de rejoindre, fatiguée des régimes et des mensonges.

J'y pense presque tous les jours. La réponse n'est pas simple.

LA LOGIQUE DES CALORIES

Les raisons officielles d'abord : « on mange trop, on ne fait pas assez d'exercice ». Vous le savez déjà, nous mangeons plus qu'avant, et nous dépensons moins d'énergie. Trop de calories ingérées, pas assez de calories brûlées, la balance penche du mauvais côté. Cette logique repose sur une loi physique scientifiquement démontrée. Mais en réalité, c'est un voile sur les vraies raisons.

Cette simplification entretient la confusion. Elle répond à un problème complexe par une vérité absolue : la première loi de la thermodynamique. Une réalité physique, qu'on peut résumer ainsi : « l'énergie ne peut être créée ou détruite au sein d'un système fermé, seulement transférée ». En d'autres termes, si vous avez trop d'énergie en vous (que vous stockez), c'est que vous en avez soit trop absorbé (en mangeant trop), soit pas assez dépensé (par manque d'exercice). En se basant sur ce principe inaliénable, le scientifique a mathématiquement raison… et c'est forcément de votre faute. Personne ne vous force à manger, après tout !

Cette vision indiscutable (dans le premier sens du terme) est martelée par les gouvernements et les institutions, dépassés par l'ampleur des coûts pour la collectivité et l'incapacité de leurs citoyens à suivre des recommandations pourtant claires, établies par des scientifiques bienveillants mais déconnectés de la réalité et relayées par les groupes alimentaires enchantés de cette confusion générale. « Vous mangez trop, vous ne bougez pas assez. Mangez moins, bougez plus. »

Mais cette explication purement mathématique ne répond pas à la question suivante : pourquoi est-ce que nous mangeons trop ? Et après des millions d'années à bouger, explorer, chasser… pourquoi sommes-nous devenus soudainement paresseux et inactifs ?

Il est temps de prendre un peu de recul sur cette situation, qui continue de s'aggraver. D'aller au-delà des apparences simplistes et d'exposer les vrais coupables. Non, ce n'est pas vous !

Les découvertes que j'ai partagées avec vous dans le chapitre précédent ont à chaque fois révélé que la réalité était plus complexe, qu'on ne pouvait pas isoler un seul facteur. Cela dit, après des années à décortiquer les données, à faire des expériences sur mon propre poids et en échangeant avec des milliers de lecteurs… je me suis forgé ma propre conviction. Laissez-moi vous raconter ce qui s'est passé.

UNE ÉPIDÉMIE D'OBÉSITÉ SANS PRÉCÉDENT

Pendant la plus grande partie de l'histoire de l'humanité, être en surpoids n'était pas particulièrement mal vu, c'était même généralement considéré comme un signe de bonne santé, d'humeur joviale ou de grande richesse. On le constate dès le Paléolithique, avec les formes généreuses de la Vénus de Willendorf, une statuette retrouvée en 1908 et datant d'environ 23 000 ans avant l'ère chrétienne. Cette statuette représente une femme qui selon nos critères actuels serait considérée comme obèse. Plus tard dans notre histoire, les silhouettes rondes présentes dans les peintures de la Renaissance illustrent le standard de beauté féminine. Richesse et corpulence sont longtemps allées de pair.

La vraie difficulté pour le reste de l'humanité est de trouver suffisamment à manger face aux changements climatiques et à des environnements parfois hostiles. Pour cette raison, l'évolution a ainsi toujours privilégié les populations capables de stocker facilement : c'est en effet un avantage décisif en cas de famine.

Les travaux d'Antoine Lavoisier à la fin du XVIIIe siècle vont poser les bases de la chimie moderne (il identifie entre autres l'oxygène et l'hydrogène) et vont changer à jamais la façon de voir notre alimentation. En effet, jusqu'alors, on mesurait les quantités avec des termes pas toujours très précis : une jambe d'agneau, une pincée de sel… On mangeait ce qu'on pouvait, alors pourquoi mesurer les quantités ?

Lavoisier remarque qu'en brûlant les aliments, on peut connaître la quantité d'énergie qu'ils contiennent (en mesurant la quantité de CO_2 produite lors de la combustion). Ces travaux seront repris plus tard, amenant à la notion moderne de calories et de métabolisme. On peut alors déterminer l'apport énergétique de chaque aliment, ce qui donne une mesure très pratique (les calories) pour comparer des aliments aux compositions très différentes. Tout ce que nous mangeons peut ainsi être chiffré avec précision, ce qui va s'avérer très pratique.

Avec la révolution industrielle, les pays occidentaux peuvent enfin répondre à la demande alimentaire des populations, grâce aux nouvelles techniques de production. Tout est produit plus facilement avec les machines : on peut extraire des huiles à partir de n'importe quelle graine, réduire des céréales difficiles à digérer en fine farine, et raffiner le sucre en grande quantité. Ces trois ingrédients, auparavant rares et précieux, peuvent maintenant être produits, transportés, stockés et distribués facilement.

Au début du XXe siècle, John Boyd-Orr, un biologiste écossais, abandonne sa vocation initiale de professeur, ébranlé par la malnutrition insupportable de ses élèves des quartiers ouvriers de Glasgow. Cet événement marquant lui ouvre les yeux sur sa vraie mission : nourrir le monde. Il démontre qu'il suffit d'ajouter à l'alimentation des enfants de l'énergie sous forme de sucre, d'huiles et de céréales (les aliments les plus concentrés en énergie et faciles à absorber) pour que ceux-ci reprennent du poids.

Par la suite, il aide à fonder la *Food and Agriculture Organization* (FAO) des Nations-Unies en 1945, dont l'objectif est d'augmenter la production d'énergie alimentaire globale et d'éliminer la faim dans le monde. Leur stratégie : augmenter ce qui est facile à produire, à moindre coût, mais riche en énergie. Les calories avant tout.

Mais sans explication apparente, sur la même période, la fréquence des problèmes cardio-vasculaires grimpe en flèche. Les cas sont multipliés par 10 entre 1900 et 1950. Un problème de santé publique qui va changer dramatiquement notre alimentation puis notre poids.

Dans les années 1950, Ancel Keys, chercheur américain, est convaincu que les nouvelles habitudes alimentaires des Américains sont à l'origine de l'augmentation des maladies cardio-vasculaires. Se questionnant d'abord sur le rôle du cholestérol, il abandonne rapidement cette piste démontrant que manger du cholestérol n'augmente en rien le taux de cholestérol sanguin. Il propose alors une autre hypothèse, en 1955 : ce ne serait pas le cholestérol mais les graisses saturées (présentes également dans le beurre, les œufs et la viande) qui seraient en cause dans l'épidémie de problèmes cardio-vasculaires.

Pour illustrer son propos, il se base sur les données de 7 pays, qui montrent que l'on peut établir une corrélation presque parfaite entre la consommation de graisses et le risque d'accident cardio-vasculaire. Seule ombre au tableau, ces données avaient été en réalité collectées dans 22 pays, mais Keys n'a retenu que les chiffres de 7 d'entre eux pour illustrer son propos. Et comme par hasard, on trouve, parmi les exclus de l'étude, la France : en effet, malgré notre consommation élevée de graisses saturées, le taux de décès dus aux maladies cardio-vasculaires est parmi les plus faibles au monde.[4]

Une partie de la communauté scientifique a bien pointé du doigt les faiblesses de la démonstration faite par Keys. Mais l'idée que l'accumulation de particules de graisses dans les artères soit due à une surconsommation de gras était si convaincante que le gouvernement américain a approuvé une étude complémentaire, qui se terminera en 1981 avec des résultats mitigés[5].

Certains scientifiques, opposés à cette théorie, ont souligné les changements récents de l'alimentation américaine, incluant une augmentation de la part des sucres et des graisses végétales, quasiment inexistants au siècle précédent.

Parallèlement, dans un effort sans précédent de lutte contre la sous-nutrition, les industries du secteur agroalimentaire ont vu leurs productions de maïs, de soja et de blé subventionnées et prendre de l'ampleur, de façon exponentielle. Les industries céréalières se regroupent alors en conglomérats, qui absorbent les plus petits. Le monde est rapidement dominé par ces groupes alimentaires, cachés derrière une grande variété de marques et produits.

Ces industries influencent progressivement la recherche en attribuant des fonds aux équipes qui défendent la position d'Ancel Keys. C'est l'avènement des lobbies, dont l'objectif est d'influencer la législation en faveur des industries concernées. Keys lui-même fait partie de l'*American Heart Association*, le premier organisme qui a publiquement adopté sa position sur le sujet dès 1961… alors qu'aucune conclusion scientifique n'a encore été établie.

Même si la science n'a toujours pas tranché, pour Keys, il reste urgent d'agir pour enrayer cette épidémie de crises cardiaques. Le moment clé arrive en 1977. Dans une logique de prévention, le gouvernement américain s'apprête à publier de nouvelles recommandations alimentaires visant à changer les habitudes de ses citoyens. Pour ce faire, il fait appel à un comité d'experts qui travaillent sur la base de deux rapports accusant l'un les graisses saturées, et l'autre le sucre. Il y a consensus : il faut limiter les deux. Le rapport de synthèse est prêt à être publié.

L'industrie du sucre entame alors une campagne de lobbying sans précédent, et réussit à faire innocenter le sucre dans le rapport final, publié en 1980 : parmi les risques liés à la consommation de sucre, seul le risque de caries est mentionné[6].

Les graisses saturées deviennent alors le principal accusé… et il faut les remplacer par autre chose. Les autorités sanitaires recommandent de réduire la consommation globale de graisses, d'augmenter celle des féculents et de remplacer les graisses animales riches en graisses saturées par des huiles végétales.

Ces recommandations sont rapidement suivies dès 1981 en France, avec les premiers Apports Nutritionnels

Conseillés (ANC), reprenant l'idée que la majorité de nos calories doivent provenir des glucides. Le fait que nous soyons moins affectés par les maladies cardio-vasculaires que les autres pays, en dépit d'un régime riche en graisses animales, n'est jamais mentionné.

Les industriels de l'agroalimentaire se mettent au travail pour remplacer les huiles tropicales comme celle de coco (riche en graisses saturées), mais aussi le beurre et le lard utilisés dans les préparations alimentaires. Parallèlement, les produits *low fat* (allégés en graisses) envahissent les rayons des supermarchés. La graisse est retirée dès que possible.

Mais sans gras, le goût n'est plus au rendez-vous. Exit la graisse, bonjour les épaississants, les arômes et… le sucre, bien moins dangereux dans l'esprit des consommateurs américains.

Les techniques de vente agressives et la publicité sans régulation à la télévision américaine font les beaux jours de la *junk food.* Trompés par le marketing et les allégations nutritionnelles, les consommateurs pensent faire le bon choix en évitant les graisses saturées et en les remplaçant par des féculents ou du sucre.

« Riches en fibres », vantent les paquets de céréales de petit déjeuner pour enfants, alors qu'elles contiennent surtout du sucre, jusqu'à 60 %. « Bon pour le cœur », nous assure la margarine hydrogénée extraite avec des solvants chimiques des graines de coton, vides de nutriments.

Au même moment, le nombre d'obèses dans le monde est multiplié par 4. Des populations qui n'avaient pas de problème de surpoids auparavant deviennent obèses en une génération. Comment est-ce possible ?

D'un point de vue purement énergétique, les graisses sont plus denses que les glucides (9 calories contre 4 calories dans 1 gramme). En décourageant la consommation de graisses, et en encourageant celle de féculents (dans la pyramide alimentaire américaine, pain, céréales, féculents constituent la base), on aurait dû réduire le nombre des obèses. Où est l'erreur ?

La France marche dans les pas de l'Amérique. Dès 2000, les produits céréaliers (pain, pâtes, riz) et les huiles végétales représentent la majeure partie de notre apport énergétique. Par rapport à 1975, le nombre de calories provenant de ces aliments a augmenté de 300 calories sur une journée pour la moyenne des Français[7].

Comment expliquer que l'état de santé des populations ne s'améliore pas ? Comment se fait-il qu'il y ait toujours de plus en plus d'individus en surpoids ?

Personne ne s'interroge sur le paradoxe suivant : la solution pour lutter contre l'obésité est la même que celle utilisée contre la malnutrition dans le monde ! Toujours plus de produits transformés à base de céréales, d'huiles végétales et de sucre. Est-ce vraiment la bonne solution ?

Oui, les chiffres du sous-poids sont en baisse : la production d'énergie alimentaire a augmenté pour atteindre une moyenne mondiale de 2 600 calories par personne (supérieure à nos besoins moyens).

Le revers de cette politique alimentaire mondiale ne devrait pas vous surprendre : il y a aujourd'hui plus d'obèses dans le monde que de personnes en sous-poids[8].

En effet, les populations pauvres de Chine et d'Inde meurent moins de famine. Mais une courbe augmente dans la direction opposée : celle du surpoids, dans ces mêmes pays et dans les nôtres, ainsi que des maladies presque jamais vues auparavant : diabète, cancers, maladies dégénératives du cerveau. Un bilan très mitigé.

L'approche énergétique de l'alimentation est simpliste et dépassée. Depuis Lavoisier, on a découvert les calories, les macronutriments (protéines, lipides, glucides) et les micronutriments (vitamines et minéraux). Mais ce que l'on ne savait pas, c'est que l'effet d'un aliment sur le corps et la santé ne dépend pas seulement de sa composition en nutriments, il dépend aussi de la façon dont il a été fabriqué, transformé. En clair, une calorie d'un aliment A ne vaut pas une calorie d'un aliment B. Une calorie d'un glucide ne vaut pas une calorie de graisse ou de protéine.

Le problème a commencé avec l'irruption dans nos assiettes de nouveaux aliments, déconnectés de notre biologie. Il n'existe pas de soda dans la nature ni de vitamines ajoutées ou de parfums artificiels. On ne mange pas toutes les trois heures. Tout cela a perturbé nos relations avec la nourriture.

Au lieu de nous rassasier, ces aliments modernes nous poussent à manger plus (nous verrons page 63 pourquoi vous avez faim une heure après un fast-food et surtout, pourquoi vous grossissez sans le vouloir).

COMMENT LES ALIMENTS MODERNES TROMPENT NOS INSTINCTS

Ma première approche de la nutrition était assez simple. Je devais manger pour vivre. Il me fallait un certain nombre de calories pour fonctionner. Étudiant au budget très serré, vivant seul, il suffisait donc de trouver les aliments les plus pratiques et rentables d'un point de vue énergétique et économique.

Avec un paquet de gâteaux à 90 centimes d'euros pour 2 000 calories (presque ma ration énergétique quotidienne), j'avais trouvé la solution idéale. Parfois, d'autres combinaisons plus élaborées venaient diversifier mon repas, comme une baguette et un bloc de pâté de foie, des plats surgelés premier prix si j'en avais les moyens. Si je n'avais rien de tout cela, les pâtes au beurre faisaient l'affaire. Budget courses : 20 euros par semaine.

En repensant à cette période, je suis surpris encore de mon manque total de connaissances en matière de nutrition. Les règles d'une bonne alimentation m'échappaient complètement une fois dans la cuisine.

Pourquoi cette attirance pour les produits transformés ? Si notre corps connaît si bien ce dont il a besoin pour fonctionner, pourquoi alors préfère-t-il toujours une pizza surgelée aux légumes ?

Se pourrait-il qu'il y ait quelque chose de différent avec ces aliments, pour qu'on en mange plus que nécessaire ? Dans l'expérience sur l'alimentation des bébés (voir page 37), le fait qu'aucun ne développe de carence témoigne bien de notre capacité extraordinaire à trouver les nutriments dont nous avons besoin, en combinant les aliments disponibles. Un sens inné qui a toujours bien fonctionné pour éviter les carences.

Mais c'est l'industrialisation de l'agriculture et de toute la chaîne alimentaire qui vient nous compliquer la tâche.

Les petites fermes se concentrent en grosses exploitations, et on cherche le rendement avant tout. Le contenu nutritionnel est secondaire, la priorité est au rendement. En un siècle, les vitamines de nos légumes ont fortement baissé (une chute entre 22 et 39 % selon les variétés)[9].

Si l'expérience de Clara Davis était reproduite de nos jours, ne serait-il pas logique que les bébés mangent davantage en quantité pour compenser cette perte de nutriments ? Cet effet à lui seul pourrait expliquer l'augmentation de nos rations journalières.

Cet appauvrissement nutritionnel s'explique aussi par une diminution de la diversité alimentaire. Les variétés anciennes de légumes sont délaissées et on les a remplacées par des espèces plus sucrées, qui sont préférées par les consommateurs. Par exemple, la variété la plus répandue de maïs à l'heure actuelle contient désormais 40 % de sucre (c'est la variété appelée le maïs « superdoux »).

Les aliments sont de plus en plus transformés. La plupart des produits industriels sont fabriqués exclusivement à base d'ingrédients raffinés (farine, sucre, huile hydrogénée), qui ont été complètement vidés de leurs nutriments essentiels lors de la transformation. D'autres qui contiennent encore quelques nutriments sont pasteurisés ensuite à très haute température pour éliminer les bactéries, détruisant au passage les vitamines. Le produit final se conserve ainsi beaucoup plus longtemps, une qualité obligatoire pour rejoindre les rayons de nos supermarchés.

Nous avons maintenant des produits qui ne contiennent absolument rien d'autre que de l'énergie. Des calories vides. Mais ce n'est pas le problème des entreprises qui les produisent. Pour les industriels, le surpoids (et votre santé apparemment) reste un problème de calories, par conséquent : « Mangez-en plus souvent, mais mangez-en moins ! »

Le réductionnisme alimentaire qui ne s'intéresse qu'aux calories atteint son paroxysme. Est-ce que ce que nous mangeons aujourd'hui peut encore être considéré comme des aliments ? La liste à rallonge des ingrédients sur les emballages nous donne quelques indices. Dans la nature, vous n'allez jamais trouver un ingrédient isolé comme le sucre blanc, la farine de blé ou l'huile. Et si jamais on vous en donnait, vous n'en feriez pas grand-chose.

Eh oui, difficile de manger un bol de sucre blanc… ou de boire un verre d'huile de palme. Vous allez vite vous lasser, et abandonner ce régime idiot et carencé.

Le génie de l'industrie agroalimentaire est d'avoir réussi à créer des combinaisons d'aliments qui seraient immangeables isolément. Prenez le bol de sucre et le verre d'huile de palme… Vus comme ça, ils ne sont pas très appétissants. Mais mélangez les deux avec 5 % de poudre de cacao… et vous obtenez la fameuse pâte à tartiner goût chocolat. Oui, la même qu'on recommande à nos enfants « pour faire le plein d'énergie dès le petit déjeuner ».

La crème, résidu de la production de lait écrémé, est mélangée au sucre et devient ainsi de la crème glacée.

La farine et l'huile végétale subventionnées sont cuites ensemble pour faire gâteaux secs et produits de boulangerie industrielle. Les géants de l'alimentaire vont même plus loin, en réinvestissant leurs profits dans des laboratoires de technologies alimentaires dédiés à la perception sensorielle et au goût des aliments.

Notre cerveau n'étant pas biologiquement prêt à faire face à ces nouveaux aliments, il devient d'autant plus manipulable. Les scientifiques des laboratoires du goût peuvent ajuster précisément la composition de ces aliments, à l'aide d'autres ingrédients raffinés et de poudres variées.

La combinaison gras et sucre (avec un peu de sel ou d'exhausteur de goût, si besoin) est la combinaison gagnante. Nous avons une attirance naturelle pour ces deux saveurs, sans doute parce que gras et sucre sont détectés par notre cerveau comme des vecteurs d'énergie, capables d'assurer notre survie. Mais trop de sucre va vous écœurer, alors que trop de gras va vous satisfaire et vous rassasier.

Les bonnes proportions de sucre, graisses et sel vont donc être étudiées en laboratoire de façon à stimuler l'appétit le plus possible, donnant naissance à des produits enrichis en sucre et sel au goût irrésistible (pains industriels, sauces, chips, barres chocolatées, plats préparés). Avez-vous déjà essayé de ne manger qu'une seule chips ? Cette combinaison très addictive (pétales de pommes de terre frites salées) est cependant introuvable dans la nature. Le sucre, présent dans les fruits, n'est jamais combiné à des graisses. Les aliments gras ont toujours un goût salé (poissons, viandes, noix, avocats).

Vous voyez bien le problème qui se dessine : des aliments artificiels et pauvres en nutriments, composés d'ingrédients introuvables à l'état naturel, avec des recettes peaufinées pour être toujours plus addictives… le tout mis en avant par une publicité omniprésente, et disponible en permanence toute l'année.

Mais malgré tous les efforts déployés par les industriels pour nous faire consommer toujours plus, nous ne mangeons toujours pas assez à leurs yeux.

LE SUCRE POUR NOUS FAIRE MANGER PLUS

Les grands groupes agroalimentaires sont confrontés à un problème de taille : la population mondiale grandit à une vitesse trop faible pour répondre à leur volonté de croissance.

En effet, une fois les marchés saturés, la part du gâteau n'augmente plus. Il faut trouver de nouveaux relais de croissance, de nouvelles bouches à nourrir.

L'industrie du sucre a trouvé une bonne façon d'augmenter notre consommation de cet or blanc : les boissons sucrées. En ajoutant de l'eau, du sucre et des parfums, les variantes sont presque illimitées. Au fil des années, les portions et les quantités consommées quotidiennement augmentent. Car le cerveau humain « enregistre » très mal l'énergie sous sa forme liquide et ne perçoit pas la satiété, quelles que soient les quantités de boisson sucrée ingurgitées.

Supplantant la petite sucrerie qu'on s'autorisait occasionnellement et exceptionnellement, les boissons sucrées deviennent une source d'énergie majeure en s'invitant à tous les repas. Le marketing des groupes alimentaires évolue selon les modes : d'abord les boissons gazeuses, puis les boissons sportives, et enfin les jus de fruits, surfant sur la vague *healthy* (mais il faut savoir que même pressés à la maison, un jus de fruit ne sera jamais équivalent à un fruit entier, riche en fibres et en nutriments, et les quantités de sucre des jus du commerce sont identiques à celles contenues dans les sodas).

En France, la consommation de boissons sucrées (jus de fruits et boissons gazeuses) est passée de 8 à 50 litres par personne par an depuis 1950. Tout particulièrement celle de jus de fruits, qui a été multipliée par 8 en trente ans.

Les boissons sucrées américaines s'introduisent progressivement dans les grands événements sportifs mondiaux, dès les Jeux Olympiques de Mexico en 1968, profitant de leurs budgets impressionnants qui laissent peu de place aux concurrents locaux. Alors que le Mexique connaît à son tour la croissance économique à cette période, il adopte de nouveaux modes d'alimentation en même temps que les avantages apparents du monde moderne. Dès 2001, les Mexicains consomment plus de sodas que les Américains des États-Unis. Entre les subventions réduisant le coût du sucre et les économies d'échelle, ces boissons sucrées sont devenues moins chères que l'eau potable. Dix ans plus tard, les Mexicains détiennent le record mondial de l'obésité, devant les États-Unis. Un lien de cause à effet ?

Aujourd'hui, les habitants des pays en voie de développement connaissent les plus fortes augmentations du surpoids. Des populations qui, il y a quelques décennies, ne connaissaient ni l'obésité, ni le diabète, comme la Chine, voient leurs statistiques se rapprocher de plus en plus de celles des pays occidentaux. Les plus petits pays d'Asie suivent aujourd'hui le chemin pris par l'Amérique du Sud quelques décennies auparavant.

Difficile dans ces conditions de trouver d'autres bouches à nourrir, d'autant que la croissance démographique se tasse. Comment les industriels de l'agroalimentaire peuvent-ils trouver d'autres débouchés ? Nous l'avons vu, les recommandations alimentaires ont placé les féculents, comme le pain et les céréales ultratransformées, à la base de la pyramide alimentaire dès 1980 (donc avant les légumes dans l'ordre de priorité) ; ils sont ainsi mangés religieusement à chaque repas, des repas dont le nombre conseillé est de 3 par jour. Trois c'est peu pour les industriels, cela limite les occasions de consommer les produits qu'ils souhaitent nous vendre. Il est vrai que manger entre les repas a toujours eu mauvaise réputation… mais les choses changent.

LA NAISSANCE DU SNACKING

Les premières études statistiques sur les maladies cardio-vasculaires dans les années 1960 suggéraient une association avec la fréquence des repas. Faire peu de repas semblait favoriser ces maladies[10].

Une équipe pousse cette logique à l'extrême et montre en 1989 des avantages à faire 17 repas au lieu de 3 sur les concentrations de cholestérol et d'insuline[11] !

Les chercheurs parlent d'un avantage métabolique à multiplier les prises alimentaires.

Cette observation est couplée avec un autre effet surprenant : le métabolisme augmente immédiatement après un repas. Première conclusion rapide des chercheurs : plus on fait de repas dans la journée, plus on dépense d'énergie. Deuxième conclusion rapide : si on ne mange pas quelques heures après un repas, le métabolisme ralentit. L'idée prend forme.

Dernière pièce du puzzle, quelques études suggèrent à leur tour un meilleur contrôle de l'appétit lorsque le nombre de repas augmente[12].

Ce qui peut sembler de prime abord paradoxal devient progressivement une bonne idée : il faut manger plus souvent pour maigrir… et surtout, ne jamais sauter de repas.

Dans un monde où être occupé devient une fierté, personne n'a le temps de préparer 6 repas par jour… c'est là que l'industrie agroalimentaire intervient avec brio et répond à cette demande avec des produits faciles à transporter et à manger (sandwichs, plats tout prêts à emporter, boulangerie industrielle).

La restauration propose alors de plus en plus de ventes au comptoir, rapidement rejointe par les grandes surfaces. Le marché du snacking explose chez nous, pour représenter 47 milliards d'euros en 2015. Les Français sont désormais à 6,3 prises alimentaires par jour (données du Groupe international de recherche agroalimentaire, Gira, 2015).

Entre-temps, la science avance sur cette question de fréquence des repas.

En 2009, une étude britannique soulève les premiers doutes : le métabolisme augmente proportionnellement à la quantité de nourriture avalée… et donc sur une journée, 6 petits repas n'augmentent pas la dépense d'énergie totale par rapport à 3 repas normaux : aucun avantage sur le métabolisme à manger plus souvent[13].

Une autre étude contrôlée de 2013 le confirme et ne montre aucun avantage à faire plus de 3 repas par jour. En revanche, l'appétit des participants augmente avec 6 repas[14].

Sauter des repas ne ralentit pas le métabolisme.

Concernant le diabète et la résistance à l'insuline, une autre étude contrôlée de 2014 confirme une meilleure gestion de l'insuline avec 2 repas importants par jour plutôt qu'avec 6 petits. D'après les chercheurs, faire des repas plus importants mais moins nombreux permet de diminuer la résistance à l'insuline, un problème que nous allons détailler plus loin (voir page 73). Dans cette étude, les participants qui ne font que 2 repas perdent presque 2 fois plus de poids que les autres[15].

Encore une fois, comme pour l'hypothèse de l'implication des graisses dans les maladies cardio-vasculaires, les premières hypothèses sur l'importance de la fréquence des repas pour la santé et la ligne ne sont pas confirmées par les études plus approfondies. Mais encore une fois, trop tard : les recommandations sont faites, les habitudes prises… et le snacking explose.

Un marché inexistant par le passé… en croissance exponentielle depuis les années 1990, et qui représente 374 milliards de dollars dans le monde en 2014, d'après un rapport Nielsen qui parle d'une « opportunité ».

Les années de famine et de sous-nutrition sont loin derrière nous. Nous mangeons dès le réveil pour « avoir de l'énergie », nous mangeons entre les repas pour ne pas « ralentir le métabolisme ».

Il est temps de regarder dans le détail ce qui se passe, et comment ces nouveaux comportements dérèglent des millions d'années d'évolution.

CE QU'IL FAUT RETENIR

- La volonté d'éliminer la faim dans le monde et les maladies cardio-vasculaires a eu une conséquence dramatique sur notre tour de taille et notre santé, en encourageant la consommation de féculents et d'huiles végétales.

- Entre l'appauvrissement en micronutriments des aliments et l'apparition des produits ultratransformés au goût irrésistible, il n'est pas surprenant que nous prenions du poids.

- Pour maintenir leur croissance tout au long du XXe siècle, les groupes agroalimentaires font la promotion des boissons sucrées dans les pays développés et les pays émergents. Ils répondent à la demande des consommateurs avec des repas et friandises à emporter, créant ainsi un nouveau mode de consommation : le snacking.

- Notre corps est capable de s'autoréguler sans effort, mais une mauvaise habitude nous en empêche : nous mangeons maintenant plus de 6 fois par jour en moyenne.

Chapitre 5

Le stockage, conséquence des habitudes modernes

À l'aube de l'humanité, au Paléolithique, l'homme était chasseur-cueilleur. Il mangeait ce que la nature lui donnait et pas toutes les cinq minutes comme l'homme moderne, seulement lorsqu'il trouvait quelque chose à se mettre sous la dent. Notre biologie découle de ce mode de vie de chasseur-cueilleur, mode de vie que nous avons connu durant des millions d'années et auquel nous nous sommes adaptés. Notre ADN est resté à peu près le même depuis le Paléolithique. Notre corps était habitué à manger peu et à stocker tout excédent alimentaire en prévision des périodes de famine. Aujourd'hui, il continue de fonctionner comme à l'ère du Paléolithique : il stocke. Et son système de stockage est très efficace, potentiellement illimité. Tellement efficace qu'il en devient problématique aujourd'hui.

COMMENT NOUS STOCKONS L'ÉNERGIE

Notre système de stockage repose sur l'accumulation de sucre et de graisse dans certains organes. Avant d'aller plus loin, il est bon de noter que le corps est capable de transformer le sucre en graisse et la graisse en sucre.

On distingue donc deux formes de réserves :

- *une réserve de sucre,* présente dans les organes comme le foie et les muscles sous forme de glycogène. C'est une source d'énergie rapidement disponible et utilisée en priorité. Bien que le sucre puisse prendre différentes formes dans notre corps (glucose, glycérol, glycogène), je l'appellerai *sucre* pour simplifier.

- *une réserve de graisse*, présente principalement sous la peau (tissu adipeux sous-cutané) et autour des organes (tissu adipeux viscéral). Selon les individus, la graisse sous-cutanée se répartit différemment sur l'ensemble du corps, plutôt au niveau du torse chez les hommes et autour des cuisses chez les femmes. La graisse viscérale du ventre est la plus problématique pour la santé. Comme le montrent les cas d'obésité extrême, les réserves de graisse sont potentiellement illimitées. Les graisses ne sont utilisées qu'une fois les réserves de sucre du foie épuisées.

Lorsque vous mangez, vous remplissez d'abord la première réserve (la réserve de sucre), puis ensuite la seconde (la réserve de graisse). Lorsque vous ne mangez plus, vous videz en priorité la première réserve (en partie), et seulement après, la seconde.

En quelques heures, votre réserve de sucre au niveau du foie se vide pour maintenir un taux de sucre sanguin constant. Elle est mise plus fortement à contribution en cas d'effort physique intense. Le sucre présent dans les muscles n'est quant à lui utilisé que lorsque ces derniers sont activés (très pratique pour l'exercice à jeun).

Une fois la réserve du foie épuisée, et seulement à ce moment-là, le corps bascule sur la deuxième réserve et « casse » la graisse du corps en éléments facilement utilisables (glycérol et acides gras libres). Voilà pourquoi on conseille de pratiquer un sport d'endurance à faible intensité durant plus de 20 minutes. Au-delà de 20 minutes, on commence à puiser dans ses réserves de graisse. Nous en reparlerons plus loin (page 76).

Enfin, une troisième source d'énergie est utilisée au bout de 30 à 72 heures sans manger : les protéines des muscles. C'est le carburant de dernier recours, les tissus musculaires n'ayant pas vocation à être source d'énergie.

Sans ces différentes réserves, il nous faudrait manger en permanence pour survivre. Dans les faits, nous sommes capables de tenir des mois sans manger. Tant que l'hydratation est maintenue et que les réserves de graisses sont suffisantes, on peut jeûner plus d'un an (avec une supervision médicale !)[16].

En mangeant tout au long de la journée, tous les jours de la semaine, le corps fait très peu appel à ses réserves de graisse. Il fonctionne principalement avec le sucre que l'on consomme.

On comprend mieux ainsi les recommandations qui prévalent aujourd'hui pour perdre du poids et qui consistent à :

- maintenir un déficit calorique pendant une certaine durée (« manger moins ») ;
- faire de l'exercice pour vider les réserves de sucre et attaquer celles de graisse (« bouger plus »).

La troisième solution, celle que je détaille dans ce livre, consiste à laisser le corps vider ses réserves de sucre pour ensuite utiliser la graisse comme source d'énergie, régulièrement.

C'est ainsi que notre corps fonctionne. Pour perdre du poids, il est donc naturel de mettre à profit ces mécanismes physiologiques.

DEUX ÉTATS

Compte tenu de ce système de stockage de l'énergie, on peut définir deux états de l'organisme selon qu'il utilise ou non nos réserves. Vous passez de l'un à l'autre de ces deux états, en alternance, tous les jours… c'est toujours soit l'un, soit l'autre :

- **état nourri :** vous venez de manger, votre corps digère : il est en mode stockage ;

- **état à jeun :** vous n'avez pas mangé depuis quelques heures, votre corps puise dans vos réserves : il est en mode déstockage.

Dans un cas comme dans l'autre, votre corps s'adapte et engage des processus pour fonctionner, soit en prenant l'énergie dans ce que vous mangez, soit en la prenant dans vos réserves.

Dans nos vies modernes, l'état à jeun se limite à la nuit. Dès le réveil, on passe à l'état nourri, qui se maintient toute la journée car nous mangeons dès les premiers signaux d'un manque de sucre. Ce comportement, qui n'est pas naturel, a des répercussions sur notre poids et sur notre santé à court et long termes.

Lorsque vous mangez du matin au soir, votre corps digère en permanence et n'a pas le temps de se reposer, de se réajuster, de se nettoyer.

Je me souviens très bien de ce qui se passait alors pour moi, et que je décris ci-dessous dans une journée type.

UNE GROSSE JOURNÉE

Le réveil sonne. Jeune entrepreneur, j'ai besoin d'énergie pour commencer la journée. Le miroir me le rappelle, j'ai l'air fatigué. Bien que je m'astreigne à prendre du repos, j'ai cette espèce de brouillard dans la tête du matin au soir et les journées passent sans que je puisse me concentrer pleinement sur quelque chose. Oui, j'ai parfois de l'énergie (surtout après un bon verre de jus de fruit le matin ou, si j'ai plus de temps, après un petit déjeuner composé de café sucré et tartines), mais ça ne dure pas longtemps…

Vers 11 h, une sensation de faim se fait sentir. Si me prend la mauvaise idée de regarder des photos de recettes sur Internet, alors je ne vais penser qu'à ça. Et quand vient l'heure de la pause déjeuner, cela va même parfois jusqu'à influencer le type de restaurant que je vais proposer à mes collègues, et ce que je vais commander.

Parfois, les sensations sont même physiques. L'estomac qui se noue, les mains qui tremblent un peu… l'hypoglycémie. Une baisse de sucre dans le sang un peu trop rapide. Je bois trop de café probablement, une conclusion facile face à un coupable idéal.

Après le déjeuner, constitué de pâtes ou d'un sandwich, souvent dans un self, impossible de travailler. Le ventre toujours un peu gonflé après le repas, j'essaie de soulager cette gêne avec un coca (efficace d'après les forums que je consulte sur Internet). Je pique du nez presque systématiquement pendant la réunion de 14 h. Dur de travailler. Hâte de finir la journée.

Une fois rentré à la maison, je me récompense avec quelques cookies. Même si je n'ai pas très faim à l'heure du dîner, j'ai intégré qu'il est important de ne pas sauter de repas : je fais décongeler un plat de lasagnes, ce qui me donne l'occasion de grignoter en cuisine.

Le soir, l'énergie qui me manquait tant dans la journée revient étrangement au moment de me coucher, et je reste éveillé au-delà de minuit, devant une série... jusqu'à tomber de sommeil. Quelques heures plus tard, le réveil sonne.

Cette journée, c'était la mienne il y a dix ans. Je pensais que c'était de ma faute, que mon manque de concentration et mon laisser-aller étaient le résultat d'un manque de volonté. Sans le savoir, mon état général était simplement la conséquence de mes mauvaises habitudes alimentaires.

Le foie, principal récepteur de mon sucre matinal, se mettait au travail dès le réveil avec mon petit déjeuner sucré.

Le foie convertit aussi bien le glucose (provenant des féculents comme les pâtes, le riz, le pain et autres céréales) que le fructose (provenant du sucre). Du coup, dès que le petit déjeuner est avalé, il arrête de vider ses réserves et passe en mode *stockage*. Comme j'avais mangé tard la veille, mes réserves de sucre étaient encore pleines au réveil, mon foie convertissait le trop-plein en graisse. Je fonctionnais ainsi sur le sucre de mon petit déjeuner pendant les 3 à 4 heures qui suivaient, jusqu'à ce que le taux de sucre dans le sang baisse, ce qui correspondait à l'hypoglycémie de 11 h.

Normalement, ça aurait dû être le moment d'utiliser mes réserves de sucre dans un premier temps, puis mes réserves de graisse. Mais en ayant choisi un déjeuner riche en glucides, mon corps n'avait pas besoin d'aller piocher dans mes réserves, celles-ci restaient donc pleines.[17]

Vous comprenez désormais comment sont constituées vos réserves et comment votre corps les sollicite ainsi que l'alternance entre les deux états, nourri et à jeun. Voyons à présent dans le détail comment s'orchestre la prise de poids.

Comme nous allons le voir, ce sont les hormones, en régulant l'appétit et l'utilisation des graisses, qui président à la prise de poids… ou à la perte de poids.

CE QUI DÉFINIT VRAIMENT NOTRE POIDS

Nous l'avons vu, lorsque vous mangez, vous stockez ; lorsque vous ne mangez pas, vous utilisez vos réserves. Les phases de stockage et de déstockage alternent au fil de la journée.

Ainsi, sur une période donnée, si vous avez mangé plus que nécessaire, vous avez stocké plus que vous n'avez utilisé : vous prenez du poids. Si vous avez mangé moins que nécessaire, vous avez utilisé plus que vous n'avez stocké : vous perdez du poids.

La plupart des méthodes qui visent à contrôler son poids arrêtent là les explications. C'est un peu court. Il faut aller plus loin, et remonter à la source du problème. Pour faire le lien entre ce que vous mangez et vos réserves de graisse ou de sucre, le corps utilise *des hormones*. Ce sont des molécules qui sont véhiculées par la circulation sanguine et vont communiquer des informations à vos différents organes et muscles. Chaque hormone véhicule un message particulier, une sensation de nausée ou de faim, de peur ou de sérénité, de fatigue ou d'excitation, etc.

Ce sont des mécanismes inconscients, même si on peut influencer certaines réactions du corps. Par exemple, vous pouvez générer une montée d'adrénaline en sautant à l'élastique.

Tout comme le saut à l'élastique, manger produit une réponse hormonale, qui a des conséquences sur votre humeur, votre santé, et votre apparence physique. Le poids est contrôlé entièrement par nos hormones. SI on s'intéresse à leur mécanisme d'action, et qu'on le comprend, alors on peut mieux tirer avantage de leurs effets pour maigrir sans effort. C'est ce que nous allons découvrir.

L'HORMONE DU STOCKAGE : L'INSULINE

Nos cellules ne stockent pas de l'énergie n'importe quand ni n'importe comment. Pour réguler leur approvisionnement en sucre, les cellules ont des sortes de portes d'entrée et de sortie, qu'on ne peut ouvrir qu'avec la bonne clé. Cette clé, c'est *l'insuline*. Lorsque les niveaux de sucre augmentent dans le sang (ce qui pourrait devenir toxique), le pancréas produit l'insuline pour absorber cette source d'énergie.

Chez les diabétiques de type 1 (insulinodépendant), le pancréas n'a pas la capacité de produire de l'insuline. Cette maladie génétique entraîne un amaigrissement. Elle était incurable jusqu'à la découverte de l'insuline en 1921.

Chez les diabétiques de type 2, c'est l'inverse : il y a surproduction d'insuline, parce que celle-ci n'est plus efficace. Elle ne parvient pas à « ouvrir la porte » au sucre qui, par conséquent, reste dans le sang. Ce dérèglement hormonal chronique de plus en plus fréquent (car en lien avec le mode de vie dans nos sociétés modernes) s'accompagne souvent d'une prise de poids.

Il suffit de manipuler cette hormone pour faire varier son poids. Lorsqu'on donne de l'insuline à quelqu'un, il prend du poids. Lorsqu'on supprime la capacité à produire de l'insuline chez les souris, elles maigrissent. Le problème de la prise de poids n'est donc pas qu'une simple question de calories.

L'insuline est produite en réponse à l'ingestion de glucides (sucre et féculents). Si les réserves de sucre sont déjà pleines, le surplus de sucre est alors transformé en graisse.

Si vous stockez de la graisse au niveau du ventre, c'est probablement un signe que vous produisez trop d'insuline. Cette graisse s'accumule autour du foie, directement entre les organes, d'où son nom de graisse viscérale. À terme, vous risquez de développer un diabète de type 2.

Cette prise de poids particulière s'observe de plus en plus fréquemment et nous renseigne sur les mécanismes sous-jacents à la prise de poids.

Dans le diabète de type 1, on ne produit pas d'insuline et on en manque. Dans le diabète de type 2, on produit trop d'insuline, et c'est comme si on en manquait quand même. Comme s'il en fallait toujours plus.

Soumises en permanence à l'action de l'insuline, les cellules de stockage (foie ou tissu adipeux) sont saturées de sucre ou de graisse. Elles ne répondent plus aussi bien à l'insuline (elles se protègent d'une entrée supplémentaire de sucre). Et c'est ainsi que l'insuline devient de moins en moins efficace : on appelle cela la résistance à l'insuline.

Face à ce problème de résistance, le pancréas va fabriquer davantage d'insuline pour tenter coûte que coûte d'abaisser la glycémie. Arrive le moment où le pancréas s'épuise. Il ne parvient plus à produire assez d'insuline pour réguler le sucre ; celui-ci s'accumule dans le sang : c'est le diabète.

Le vrai problème de l'insuline, ce n'est pas tant les pics comme on l'a longtemps pensé, mais son omniprésence dans le sang qui désensibilise l'organisme. Mais n'avons-nous pas un moyen de nous protéger de ce cercle vicieux ?

L'HORMONE DE LA SATIÉTÉ

Pour prévenir la prise de poids, le corps répond avec la production de leptine. Si l'insuline est l'hormone du stockage, alors la leptine est l'hormone de la satiété.

Comme c'est le cas lorsqu'il est surexposé à l'insuline, le corps finit par ignorer le signal d'un niveau chroniquement élevé de leptine et par développer une résistance. Résultat : vous n'êtes jamais rassasié, ce qui ouvre la porte aux grignotages… souvent riches en sucres, ce qui aggrave le problème car le corps va produire en plus de l'insuline.

C'est assez facile à reproduire chez les rats : en les nourrissant avec 60 % de fructose (qu'on trouve dans le sucre alimentaire), il suffit de quelques jours pour qu'ils développent une résistance à la leptine. Une fois cette résistance établie, ils mangent de plus en plus, développent une résistance à l'insuline au passage, et prennent du poids.

Faisons un retour en arrière et détaillons mon ancienne journée type (voir page 67) : souvenez-vous, mon corps n'avait jamais l'occasion de vider ses réserves. L'insuline restait élevée. La leptine restait élevée. J'avais des envies de sucre et la sensation de satiété avait disparu. Ça vous rappelle quelque chose ?

Vous l'avez compris, pour perdre du poids, nous devons chercher à réduire notre production d'insuline, sécrétée en réaction à la consommation de glucides. C'est la consommation quasi continue de glucides qui doit être remise en question lorsqu'il s'agit de perdre du poids. Et quand je dis glucides, je parle de **toutes les formes de sucre**, aussi bien celui des féculents (pâtes, riz…) que le sucre blanc qu'on ajoute dans notre café ou nos pâtisseries, ou le glucose ou le fructose.

Notez toutefois qu'une différence notable existe entre le métabolisme du glucose et celui du fructose. Alors que le glucose peut être utilisé directement par nos cellules, nos muscles et notre cerveau... le fructose est inutilisable en l'état et doit passer par le foie. C'est probablement ce qui explique que la consommation de fructose aggrave la résistance à l'insuline[18]. Ceci a été clairement établi avec une consommation élevée de boissons sucrées.

Avec la résistance à la leptine, le cerveau pense à tort que vous êtes maigre et que vous ne mangez pas assez, contribuant ainsi à vous faire manger plus que nécessaire et à vous rendre obèse[19]. Vos hormones font donc l'inverse de ce qu'elles devraient faire : au lieu de transmettre un message de satiété (vous n'avez plus faim), elles vous donnent l'ordre de stocker, et de manger plus ! La bonne nouvelle, comme nous allons le voir page 82, c'est qu'il est tout à fait possible de corriger la tendance, à condition de mettre en place quelques habitudes simples.

La solution au surpoids n'est donc pas de manger toutes les 3 heures, de compter les calories ou de faire des portions, mais de faire en sorte que le corps soit à nouveau capable de s'autoréguler, comme dans la nature, sans qu'on ait besoin d'y penser.

Que se passe-t-il si on arrête de manger ? D'autres hormones se mettent au travail.

L'HORMONE DE LA MINCEUR, PENDANT LE JEÛNE

Lorsque le taux de sucre dans le sang baisse, l'insuline disparaît, au profit d'une autre hormone, le glucagon, produite également par le pancréas. Le rôle de cette hormone est de garder un niveau minimum de sucre dans le sang, notamment pour alimenter le cerveau. Sans le glucagon, vous déclencheriez une hypoglycémie grave, entraînant un coma après quelques heures sans manger.

Alors que l'insuline ordonne le stockage du sucre depuis le sang vers les tissus qui en ont besoin (adipeux ou musculaire), le glucagon ordonne sa libération depuis le foie, puis, lorsque vos réserves de sucre sont épuisées, transforme la graisse du tissu adipeux en sucre.

Si l'insuline est l'hormone du stockage et de la prise de poids, le glucagon est l'hormone de la minceur et du déstockage. Ce processus de régulation des stocks de sucre et de graisse est illustré sur les schémas pages 77-78.

RÉGULATION DE LA GLYCÉMIE, APRÈS UN REPAS…

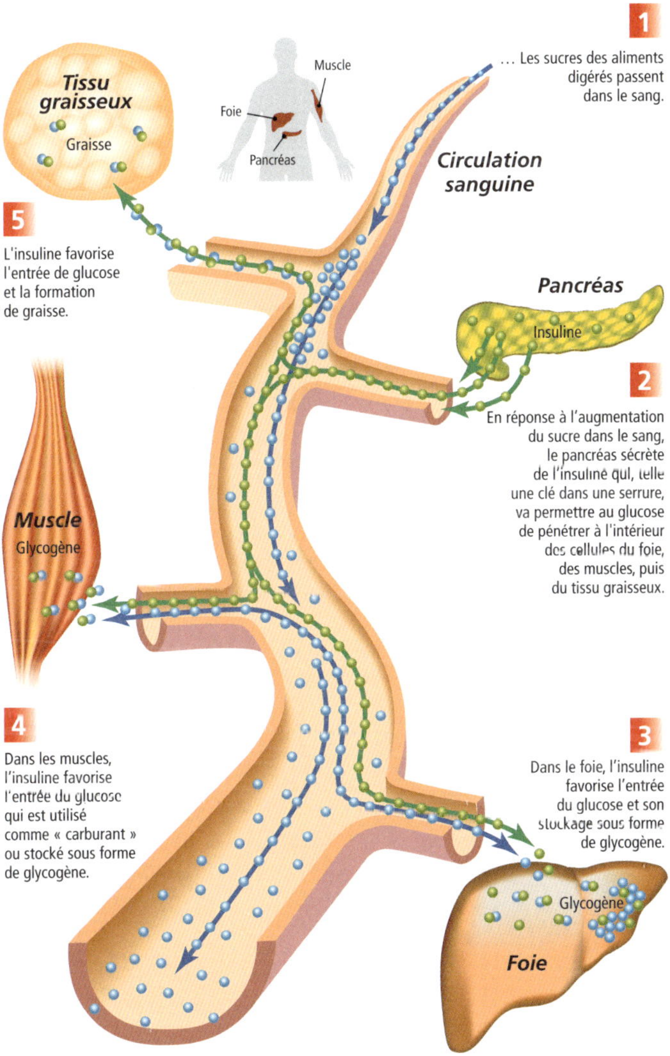

… ET LORS DU JEÛNE

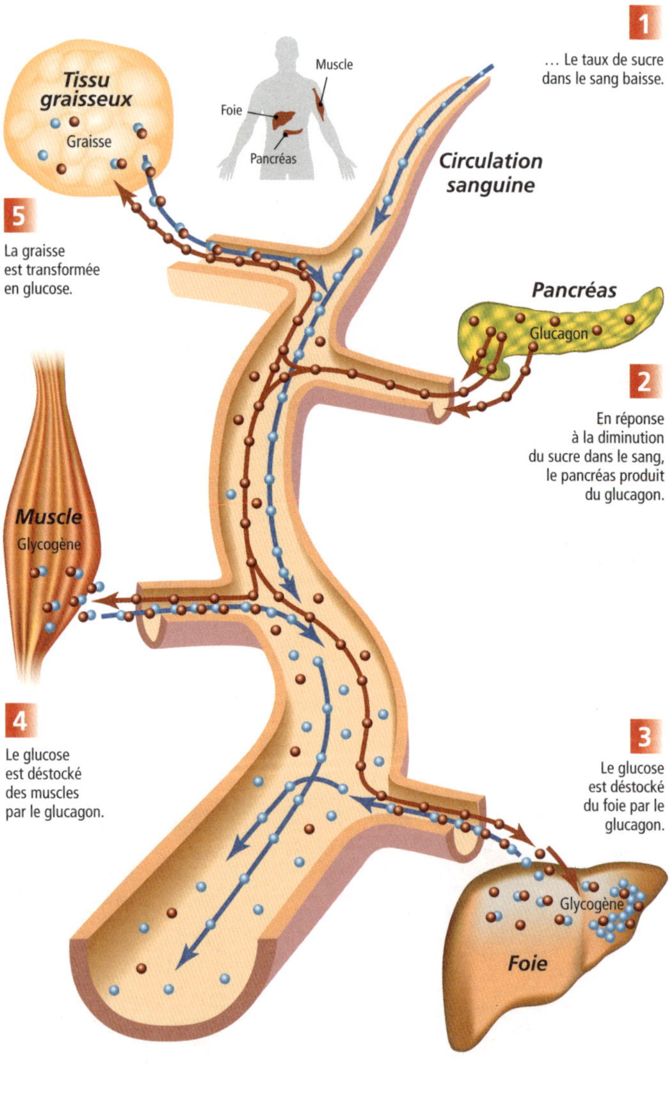

Pour perdre du poids, nous devons chercher à ce que le pancréas produise le plus de glucagon possible, afin d'utiliser la graisse du corps comme source d'énergie. Ceci n'est possible qu'à une condition : que les niveaux d'insuline soient bas.

Le problème, c'est qu'avec une alimentation quasi-continue, on ne laisse jamais l'occasion au corps de baisser les niveaux de sucre, et donc les niveaux d'insuline.

On ne parvient à abaisser le sucre et l'insuline que si l'on ne mange pas pendant plusieurs heures… ou que l'on fait du sport. Les deux activités ont un effet très similaire.

L'HORMONE DE CROISSANCE

Vous souvenez-vous que mes problèmes de poids n'ont vraiment commencé qu'après 20 ans ? C'est peut-être le cas pour vous, et tout cela n'est pas un hasard.

Pour passer de nouveau-né (qui pèse quelques kilos) à adulte (de plusieurs dizaines de kilos), le corps reçoit l'ordre d'utiliser vos apports de nourriture quotidiens pour construire de nouvelles cellules. Ainsi, ce que vous mangez est transformé en muscles, os et organes au lieu d'être stocké en graisse. C'est pour cette raison que des adolescents peuvent manger autant sans être obèses. Ils grandissent en taille, pas en tour de taille.

Cet état est maintenu par la production de l'hormone de croissance. Plus vous êtes jeune, plus vous en produisez. Entre 0 et 20 ans, sa production est divisée par 3, puis se stabilise et décroît plus lentement jusqu'à la fin de votre vie.

Considérée comme l'hormone maîtresse, sa concentration fait varier d'autres hormones. Alors quand elle devient rare, la production d'autres hormones baisse, comme la testostérone qui permet entre autres la prise et le maintien de la masse musculaire. Avec les années, vous perdez donc des muscles, vous stockez plus facilement de la graisse, vous dormez moins. La libido baisse, votre niveau d'énergie est de plus en plus bas : le métabolisme ralentit. Pour perdre de la graisse et ralentir le vieillissement, il faudrait donc que le corps soit exposé au maximum à l'hormone de croissance.

Depuis les années 1980, il est possible de synthétiser des hormones bio-identiques en laboratoire, qu'on peut ensuite injecter. Ces hormones sont utilisées en Amérique du Nord pour accélérer la croissance des animaux d'élevage. Chez l'homme, elle n'est prescrite qu'en cas de déficit pathologique avéré. Dans le monde du sport, les hormones de croissance de synthèse sont utilisées comme dopant, et dans le monde du cinéma, comme anti-âge. Sportifs et acteurs paient des fortunes pour obtenir des injections d'hormone de croissance. À notre niveau, inutile de dépenser un centime. Notre corps produit naturellement de l'hormone de croissance lorsque l'on dort (durant les phases de sommeil profond), lors d'un effort physique, en cas de stress et d'exposition au froid.

EFFET DU JEÛNE SUR L'HORMONE DE CROISSANCE

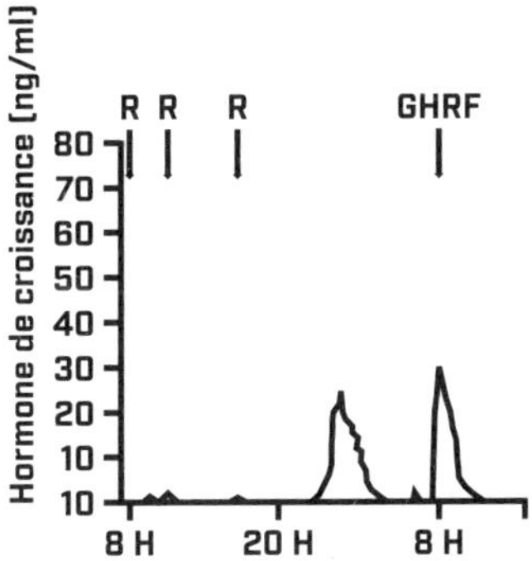

JOURNÉE NORMALE AVEC 3 REPAS

*On observe un pic majeur de sécrétion d'hormone de croissance durant la nuit (après 20 h). Au bout de 24 heures, lorsque l'on provoque cette sécrétion par l'injection d'une dose de GHRF (*Growth hormone releasing factor*), le pic obtenu est d'amplitude comparable.*

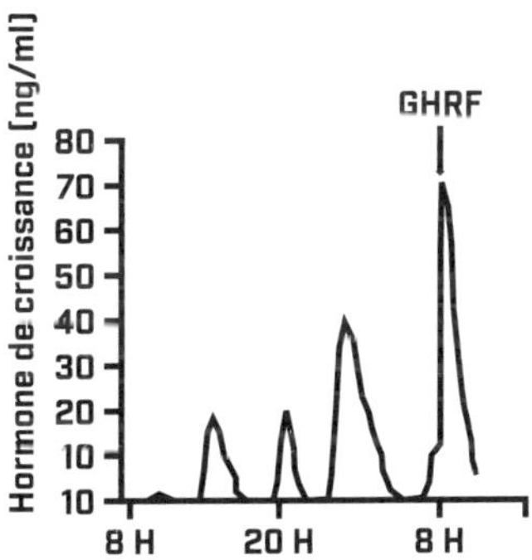

JOURNÉE DE JEÛNE

Le fait de jeûner augmente naturellement la sécrétion d'hormone de croissance. On observe une augmentation de la fréquence et de l'amplitude des pics dès la première journée de jeûne. La sécrétion provoquée par l'injection de GHRF est elle aussi accrue.

L'hypoglycémie augmente sa production, et ce dès que le taux de sucre baisse dans le sang. La quantité d'hormone de croissance produite augmente dans les premières 24 heures d'un jeûne[20] (voir schéma page 81). Nous avons donc un moyen gratuit et naturel de stimuler la production d'hormone de croissance : il suffit pour cela d'allonger nos périodes de jeûne.

COMMENT MANIPULER NOS HORMONES

Pour que votre corps réduise sa production d'insuline (cessant ainsi de stocker), tout en augmentant sa production de glucagon (permettant l'utilisation de graisse comme source d'énergie) et d'hormone de croissance (qui ralentit le vieillissement), il suffit donc de jeûner plus longtemps. Une solution tellement simple et logique. Il suffit de laisser le temps au corps de vider ses réserves au lieu de l'alimenter en permanence. Concrètement, cela signifie qu'il faut limiter la durée de l'état nourri et augmenter celle de l'état à jeun afin de rééquilibrer le métabolisme.

Ces conclusions ont permis de définir un protocole permettant de profiter des effets positifs du jeûne sans en subir les effets négatifs, tout en respectant les contraintes de nos modes de vie modernes.

Lorsque vous mangez fréquemment, le corps continue à produire et à stocker les graisses dans vos cellules graisseuses et votre foie. Dans ces conditions de nutrition permanente, la glycémie reste élevée causant à la longue des maladies chroniques.

Minimiser la durée pendant laquelle votre corps est occupé à digérer permet de réduire la production de graisse, de glucose et de cholestérol, tout en améliorant leur utilisation.

En jeûnant régulièrement, vous mettez votre métabolisme en mode « brûleur de graisse », vous protégez les cellules de votre foie et vous réduisez votre masse graisseuse.

Alterner des phases de jeûne et de prise alimentaire favorise l'utilisation des graisses corporelles comme source d'énergie. Le foie cesse de produire du glucose. En période de jeûne, votre corps utilise donc principalement la graisse comme carburant.

Si votre corps continue de créer des réserves (vous prenez du poids), c'est que vos périodes de jeûne sont trop courtes et que vous passez trop de temps dans l'état nourri, c'est-à-dire en mode « stockage ».

La solution est simple : réduire la période de nutrition.

CE QU'IL FAUT RETENIR

- Nous produisons des hormones qui nous font maigrir et des hormones qui nous font grossir. Leur concentration varie avec la fréquence et la qualité de notre alimentation.

- En mangeant toutes les trois heures, principalement des féculents, vous êtes surexposé à l'insuline, ce qui entraîne à terme une résistance à l'insuline.

- Pour corriger cela et produire les hormones amaigrissantes, il suffit de passer plus de temps à jeun. On peut ainsi maigrir sans effort.

Chapitre 6

Le jeûne intermittent, historique et avantages

Le jeûne sur une journée est souvent mentionné dans nombre de civilisations et religions. Ce n'est cependant que depuis le siècle dernier que ses effets sur la santé ont été étudiés.

Dans les années 1930, des expériences ont montré qu'on pouvait **augmenter de 40 % la durée de vie** d'animaux en laboratoire (principalement des singes), en réduisant leur apport calorique de 30 %. Les chercheurs ont noté que le groupe d'animaux en restriction calorique avait une meilleure tension artérielle et des taux sanguins d'insuline, de triglycérides et de cholestérol plus bas que les autres groupes d'animaux.

Réduire la quantité de nourriture quotidienne permettrait donc de rallonger son espérance de vie, ce qui a été démontré chez les organismes unicellulaires, les souris, les singes.

Cependant, il faut citer les inconvénients non négligeables de ce type d'alimentation, inconvénients d'ailleurs bien connus des pratiquants de régimes : ralentissement du métabolisme, perte de masse musculaire, perte d'énergie, sensation de faim quasi permanente, faible concentration, augmentation du stress et de l'anxiété. Impossible donc de retirer les bénéfices de la restriction calorique sans conséquences négatives à long terme.

Mais depuis les années 1980, des scientifiques ont découvert qu'il était possible de bénéficier des effets positifs de la restriction calorique grâce au jeûne intermittent, qui consiste à alterner des phases de jeûne ou de restriction calorique importante (supérieure à 16 heures, en général 24 heures), et des phases de nutrition (de 24 heures également). Le fait de manger un jour sur deux s'appelle *alternate day feeding*, qu'on peut traduire par nutrition alternée.

LES BÉNÉFICES POUR LA SANTÉ

Selon les auteurs d'une étude parue en 2006, les bénéfices sur la santé du jeûne intermittent sont nombreux : « Depuis mai 2003, nous avons fait des expériences sur le jeûne intermittent qui consistaient à alterner une journée avec une alimentation normale et une journée avec 20-50 % de l'apport calorique. Au bout de seulement deux semaines, nous avons observé des améliorations concernant les problèmes de santé suivants : résistance à l'insuline, asthme, allergies de saison, maladies infectieuses d'origine virale, bactérienne et fongique (infection virale des voies respiratoires supérieures, amygdalite bactérienne récurrente, sinusite chronique, maladie parodontale), maladies auto-immunes (polyarthrite rhumatoïde), arthrose, symptômes dus à des lésions du système nerveux central inflammatoires (syndrome de Gilles de la Tourette, maladie de Ménière), arythmies cardiaques, bouffées de chaleur liées à la ménopause. Nous émettons également l'hypothèse que le développement d'autres maladies serait retardé ou empêché, y compris la maladie d'Alzheimer, de Parkinson, la sclérose en plaques, les lésions cérébrales dues à une thrombose, le diabète de type 2, l'insuffisance cardiaque congestive. [...] Au-delà des bénéfices pour la santé, ce mode d'alimentation s'est révélé être une bonne méthode pour perdre du poids. »[21]

Les mécanismes biologiques expliquant les bénéfices de la restriction calorique et du jeûne intermittent ne sont pas tous connus, mais d'autres études sur le jeûne sur de courtes périodes ont montré des modifications du métabolisme :

- diminution des niveaux d'insuline[22],
- amélioration des taux de cholestérol[23],
- augmentation de l'oxydation des acides gras (indicateur de l'accélération du métabolisme), grâce à la production d'hormone de croissance, de glucagon et d'adrénaline[24],
- augmentation générale des facteurs de bonne santé[25, 26] (réduction de l'inflammation, régulation de la pression

artérielle, réduction du stress oxydatif, protection accrue contre les maladies neurodégénératives).

Les effets positifs du jeûne intermittent ont été démontrés dans plusieurs études contrôlées, même sans réduction de l'apport calorique. Il suffit d'espacer ses repas pour obtenir des bénéfices similaires à une restriction prolongée[27].

Alors que la restriction calorique augmente l'irritabilité et les difficultés cognitives, de nombreuses études ont montré une amélioration de la mémoire et de la concentration lors du jeûne. De brèves périodes de jeûne améliorent également la santé du cerveau chez les rats grâce à la production d'une hormone protectrice, appelée BDNF (*Brain-Derived Neurotrophic Factor*). Certaines études montrent même la formation de nouveaux neurones à l'âge adulte, expliquant ainsi l'effet préventif du jeûne contre les maladies de Parkinson ou d'Alzheimer[28, 29].

Enfin, on observe pendant le jeûne le phénomène d'autophagie, un mécanisme de nettoyage des cellules malades ou inutilisées. De plus, les cellules cancéreuses dépendent du sucre pour fonctionner. Les périodes de jeûne retarderaient ainsi la croissance des tumeurs. Cet effet permettrait également de rendre les cellules cancéreuses plus vulnérables à la chimiothérapie, tout en protégeant les cellules saines[30, 31].

Je vais vous montrer comment pratiquer le jeûne intermittent pour profiter de tous ses bienfaits, comme le pratiquent des centaines de milliers de personnes aujourd'hui.

CE QU'IL FAUT RETENIR

- Le jeûne intermittent et le Fasting présentent des avantages surprenants prouvés scientifiquement.

- Le jeûne intermittent et le Fasting permettent de réduire les risques de nombreuses maladies, comme les maladies cardio-vasculaires, le diabète, les cancers, ainsi que les maladies dégénératives du cerveau… et augmentent de fait notre espérance de vie.

Chapitre 7

Le Fasting pour rééquilibrer les phases de jeûne et de nutrition

Sans le savoir, vous alternez déjà spontanément des phases de jeûne (la nuit principalement) et des phases où votre corps est nourri (la journée). Pour profiter des bénéfices apportés par le jeûne – à savoir une meilleure gestion de vos hormones, un recalibrage de votre appétit et de votre énergie, une diminution des risques de maladies, une augmentation de votre espérance de vie, etc. –, il faut prolonger l'état de jeûne, de préférence sur une durée d'au moins 16 heures, contre environ 8 heures habituellement pour la plupart des gens (cette durée correspond à celle de la nuit).

Il est crucial que ces périodes soient compatibles avec votre mode de vie, pour que le Fasting soit facile à appliquer et à maintenir. Le système est suffisamment souple pour que vous puissiez l'adapter à vos contraintes.

Bien qu'il soit possible et généralement sans risque de prolonger le jeûne au-delà de 24 heures, ce n'est pas l'objectif de ce livre, qui ne traite que du jeûne de courte durée.

Au-delà de 30 heures de jeûne, le corps peut commencer à dégrader les protéines des muscles pour s'approvisionner en énergie, ce qui serait contre-productif.

La plupart des bénéfices sont obtenus à partir de 16 heures de jeûne par jour, et n'augmentent pas vraiment au-delà de 24 heures, voilà pourquoi je vous propose de vous limiter à cette durée. Vous avez le choix entre les deux options suivantes. Choisissez celle qui s'adapte le plus facilement à votre mode de vie.

OPTION 1 : FASTING QUOTIDIEN (RÉDUIRE LA PÉRIODE DE NUTRITION)

Pour la plupart des gens, il est plus facile d'avoir la même organisation d'un jour à l'autre. Nous aimons tous l'habitude et la routine.

Cette première option – et c'est celle que je préfère – consiste à restreindre les heures pendant lesquelles on se nourrit. Voici ma journée type en détail afin de vous donner un exemple concret.

Ma journée commence vers 7 heures du matin, je me sers un café (noir) et je travaille ainsi jusqu'à 13 h. C'est alors que je romps le jeûne avec un solide déjeuner. Je dîne ensuite avant 21 h. Je répète ce programme tous les jours. Pour simplifier : je saute le petit déjeuner et je déjeune tard.

La phase de nutrition est donc de 8 heures (entre 13 h et 21 h), la phase de jeûne est de 16 heures (de 21 h à 13 h) comme on peut le visualiser sur le schéma ci-dessous.

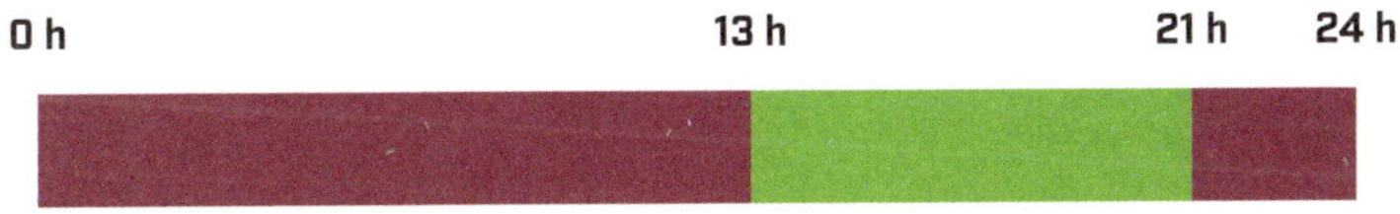

Fasting quotidien avec la phase de jeûne en pourpre et la phase de nutrition en vert.

Je profite du matin pour travailler, la phase de jeûne étant la plus productive. Ce livre a par exemple été intégralement rédigé pendant cette période. Mon corps étant habitué à ne pas manger le matin, je ne ressens jamais la faim à ce moment-là, ce qui me libère l'esprit pour être plus productif, en plus de ne pas subir les petits creux ou d'attendre avec impatience le déjeuner.

Avoir des horaires exacts importe peu, et vous pouvez déplacer la période de nutrition comme bon vous semble. Par exemple, de 11 h à 19 h si vous déjeunez tôt, de 20 h à 4 h du matin si vous travaillez la nuit, etc. La seule obligation est de garder une phase de nutrition qui ne soit pas supérieure à 8 heures. Vous pouvez réduire la période de nutrition et sauter un repas si vous n'avez pas faim ou si vous avez autre chose à faire. Cela m'arrive notamment si je suis au milieu d'un projet important qui demande toute mon attention, alors je repousse fréquemment le déjeuner à 17 h ou 18 h, limitant ainsi ma période de nutrition à 5 ou 6 heures.

Quand vous mangez, vous n'avez pas besoin de compenser outre mesure. Vous mangerez sûrement un peu plus. Fiez-vous à votre faim.

Certains pratiquants du Fasting limitent leur période de nutrition à quelques heures, ou même à un repas par jour. Je vous recommande de vous habituer d'abord à ne plus prendre de petit déjeuner avant de ne plus déjeuner. Réduisez progressivement votre période de nutrition (une heure par semaine est raisonnable).

Vous pouvez ajuster ce programme en fonction de votre emploi du temps et de vos objectifs de perte de poids. Plus vous réduisez la phase de nutrition, plus vous perdrez de poids. Un bon rythme de perte de poids est de 1 kilo par semaine. Si vous ne perdez pas assez de poids, réduisez la période de nutrition.

OPTION 2 : FASTING DÉTOX (CRÉER DES PÉRIODES DE JEÛNE)

Pour ceux qui ne souhaitent pas supprimer le petit déjeuner (pour des raisons familiales par exemple), l'autre option est de prévoir des périodes de jeûne de 24 heures, une à trois fois par semaine.

Par exemple, vous pouvez décider que vous ne mangez rien du vendredi 14 h au samedi 14 h (comme sur le schéma ci-dessous) ou du samedi 14 h au dimanche 14 h, ou encore du mercredi 18 h au jeudi 18 h.

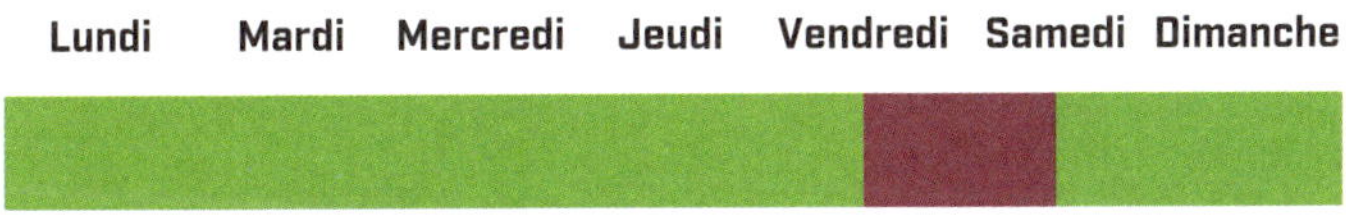

Exemple de Fasting détox avec un jour de jeûne (en pourpre) par semaine.

Cette option, la plus intéressante en termes de bénéfices pour la santé (les bénéfices s'accroissent entre 16 et 24 heures de jeûne), demande un peu plus d'organisation, bien qu'elle reste souple : si un imprévu (dîner chez des amis par exemple) se produit, vous pouvez toujours repousser votre jour de jeûne au lendemain.

Vous pouvez répéter cette phase de jeûne une fois par semaine, ou deux, voire trois fois, si vous avez beaucoup de poids à perdre (comme le montre le schéma ci-dessous).

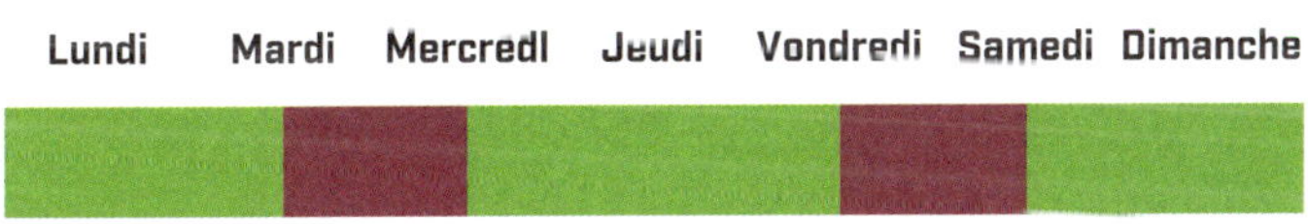

Exemple de Fasting détox avec deux jours de jeûne par semaine

Le principe du jeûne de 24 heures est poussé au maximum avec la nutrition alternée, qui consiste à jeûner un jour sur deux.

Pour vous donner une idée du bénéfice minceur, considérez qu'une seule journée de Fasting détox équivaut en perte de graisse à un mois de course à pied, 2 fois par semaine, c'est-à-dire entre 100 et 200 g de graisse pure.

Vous pouvez sans culpabilité faire un gros repas à l'issue du jeûne de 24 heures. Avant un événement familial important, veillée de Noël par exemple, vous pouvez faire 24 heures de jeûne par anticipation. D'une part, vous compensez par anticipation vos excès futurs, et d'autre part vous obtenez les bénéfices minceur d'un gros repas qui relance la production d'hormones amaigrissantes, leurs niveaux restant élevés jusqu'à 7 jours après un festin.

LES DEUX OPTIONS À LA FOIS

Vous pouvez facilement appliquer le Fasting tous les jours (option 1), tout en ajoutant des périodes de jeûne de 24 heures (option 2) en fonction de votre emploi du temps.

Par exemple, vous avez l'habitude de déjeuner à 13 h et de dîner à 21 h, tous les jours de la semaine. À tout moment, vous pouvez jeûner 24 heures en sautant le déjeuner et en dînant normalement à 21 h.

Votre corps étant habitué au jeûne quotidien, vous ne devriez même pas avoir faim l'après-midi. Si vous n'avez pas faim et avez du poids à perdre, inutile de vous forcer à manger.

Autre exemple, il m'arrive souvent de repousser mon déjeuner en fin d'après-midi, en déjeunant-dînant, car je suis trop concentré sur mon travail pour faire une pause déjeuner, ou tout simplement parce que je n'ai pas faim.

CE QU'IL FAUT RETENIR

- Vous pouvez appliquer le Fasting de deux façons :

  1 : Fasting quotidien : on ne mange que pendant une période de 8 heures ou moins, tous les jours. Plus vous réduisez la période de nutrition donc plus vous allongez la période de jeûne, plus vous perdez de poids.

  2 : Fasting détox : on fait des pauses de 24 heures pendant lesquelles on ne mange pas et ce, une à trois fois par semaine.

- Vous pouvez faire les deux à la fois, et prolonger le jeûne quotidien plus longtemps lorsque vous n'avez pas faim.

Témoignage

David M. [28 ans]

« Tout d'abord un grand merci pour tout ton travail ! J'ai fait de l'athlétisme pendant 19 ans, dont 13 ans de lancer du marteau à haut niveau. J'ai toujours bien mangé pour le sport et j'ai toujours eu des soucis de poids (110 kilos pour 1 m 65 à 16 ans…). En 2011, j'ai arrêté le sport intensif et j'avais peur de prendre beaucoup de poids à cause de cela (je faisais déjà 85 kilos). J'avais beaucoup de problèmes avec mon poids et avec mon passé d'obèse, ça m'obsédait !

Ce fut deux ans de galère, d'autant plus que je souffre de colopathie avec des crampes d'estomac qui se déclenchent pour un oui pour un non. Mes journées étaient un enfer, notamment après le petit déjeuner. Puis je suis tombé par hasard sur ton site et j'ai commencé la méthode. Depuis ce jour, ma vie a changé, je ne prends plus de petit déjeuner, je ne souffre quasiment plus de problèmes digestifs, j'économise un maximum d'argent sur la nourriture et en plus je vis avec peu de contraintes. Je fais parfois un seul repas par jour, et cela me libère énormément de temps.

J'en viens au fait. À ce jour, je pèse 71 kilos, j'ai gardé mon allure d'athlète, je n'ai presque plus de graisse, j'ai une meilleure confiance en moi, et j'entretiens ce poids sans efforts. Je continue même de perdre du poids, car j'ai débuté le Fasting il y a seulement trois mois. Je découvre l'étendue des plats que l'on peut faire facilement avec des choses simples comme la viande, des légumes et des épices.

Bref, depuis que j'ai commencé le Fasting, je comptabilise une perte de 7 kilos en 3 mois. Je me sens hyperbien. J'en parle à tout le monde, j'ai la certitude du bien que cela fait sur la balance mais aussi dans le corps, en mangeant plus sain. Il est inconcevable que j'abandonne le Fasting. Un très très grand merci JB, tu ne peux pas imaginer le bien que tu as fait dans ma vie, ma santé, et mon mode de vie au travers duquel je m'épanouis. J'ai une meilleure image de moi. Mon seul problème ? Mes pantalons sont devenus trop grands, il faut que j'en rachète trop d'un seul coup ! »

Chapitre 8

Le Fasting en pratique

Et maintenant, c'est à vous de jouer. Vous verrez, les bénéfices sont beaucoup plus nombreux que les modifications à mettre en place dans votre vie. Mais pour finir de vous convaincre, lisez les nombreux avantages que vous allez avoir en adoptant le Fasting.

AVANTAGES

- **Tranquillité d'esprit :** En réduisant la période pendant laquelle vous mangez, vous réduisez également le temps que vous passez à y penser. Pour la plupart des gens, c'est une sensation de liberté de ne plus s'inquiéter de ce qu'ils vont bien pouvoir faire à manger pendant la journée.

- **Gain de temps :** Vous gagnez du temps à ne plus petit déjeuner, et pour certains à ne plus déjeuner. Réduire le nombre de repas vous permet également de réduire le temps passé à les planifier et à cuisiner.

- **Plus besoin de compter : Seule votre faim doit vous guider lorsque vous mangez**, vous n'avez plus à vous casser la tête pour choisir vos aliments, ce qui est une source d'inquiétude chez certaines personnes.

- **Flexibilité :** Bien que l'on s'impose des horaires, ils sont toujours flexibles. Vous pouvez à tout moment changer les horaires de vos repas, allonger une phase de jeûne. Si vous ne jeûnez pas un jour, ce n'est pas grave. C'est là que la plupart des régimes échouent, en imposant un rythme et des choix alimentaires.

- **Rééquilibrage alimentaire :** Promis par de nombreux régimes, le rééquilibrage est souvent imposé par le biais de listes d'aliments autorisés et interdits. Dans le cas du Fasting, vous réapprenez à votre corps à avoir faim, et ce qui vous semblait fade, sans saveur (légumes verts par exemple) redevient goûteux. Vous aurez moins envie de sucré et de snacks. Si vous pensez qu'il est impossible pour vous de tenir une matinée sans petit déjeuner, c'est que votre corps est déréglé et hyperdépendant au sucre. En quelques semaines de Fasting, ce sera corrigé.

- **Qualité de vie :** En favorisant de vrais repas, vous pouvez profiter des occasions spéciales qui comptent vraiment. Au quotidien, revenir à des aliments bruts vous apprend à mieux les choisir, et à améliorer la qualité nutritive et gustative de votre alimentation.

- **Concentration et santé mentale :** Aussi surprenant que cela puisse paraître, vous allez vous rendre compte que pendant la journée, vous avez plus d'énergie, vous êtes plus alerte, plus créatif et de meilleure humeur que lorsque vous digériez votre petit déjeuner, avec des crises d'hypoglycémie en raison de l'habitude de votre organisme à recevoir des apports de sucre toutes les 3 heures.

- **Économie :** Sans parler des économies faites en évitant des régimes coûteux, vous économisez en évitant d'acheter des snacks pendant la journée, et pour certains, en n'ayant plus à payer la pause déjeuner au restaurant ou à la cantine. Le budget alloué aux courses diminue aussi généralement lorsqu'on réduit le nombre de repas.

MISE EN PLACE

Afin de commencer progressivement et laisser votre corps s'habituer, vous pouvez commencer par sauter le petit déjeuner. En fonction de vos résultats, de la façon dont vous vous sentez, vous pouvez progressivement décaler votre déjeuner, voire le supprimer complètement. Réduire la fenêtre de nutrition d'une heure par semaine est un bon rythme.

Vous avez passé des dizaines d'années calé sur un rythme de 3 repas par jour, votre corps est habitué à fonctionner sur ce principe. Il faut donc prévoir un temps d'adaptation. Les études sur le jeûne intermittent ont montré que le corps s'adapte à ce nouveau mode d'alimentation à l'issue de la première semaine[32].

Même s'il est vrai que certains ne sentent aucune différence, il est tout à fait normal d'avoir faim ou de ressentir les symptômes de l'hypoglycémie (sensation de faiblesse générale, nervosité) pendant les premières journées de jeûne. Gardez le cap, c'est bon signe. Ce que vous ressentez n'est pas de la faim, mais un réflexe, une habitude. Buvez un peu d'eau, asseyez-vous si besoin. La bonne nouvelle, c'est que vous allez vous habituer rapidement. En général, au bout de quelques jours, votre corps va s'adapter à votre nouveau rythme et la faim va disparaître, ainsi que les « crises d'hypoglycémie », au fur et à mesure que les taux d'hormones se stabilisent.

En ce qui concerne la perte de poids, les mécanismes mettent du temps à se mettre en place. Par exemple, les taux de lipase (l'enzyme qui casse la graisse, produite par le pancréas) peuvent mettre jusqu'à deux semaines pour s'ajuster à votre nouveau mode de vie.

Si la balance ne bouge pas pendant les deux premières semaines, pas d'inquiétude, tant que le jeûne est facile.

QUE FAIRE PENDANT LE JEÛNE ?

Le jeûne est une période particulièrement productive, votre corps n'étant pas distrait par le travail de digestion. Vous êtes plus concentré, plus alerte et réactif. Vos matinées sont donc l'occasion de travailler et de produire des résultats, quel que soit le niveau d'activité physique lié à votre travail.

Vous pouvez (et devez !) boire à volonté de l'eau ou toute boisson sans calorie, à savoir du café, du thé ou de l'eau gazeuse.

Si vous avez l'habitude de boire votre café ou votre thé avec du lait, un nuage de lait ne devrait pas changer l'état de jeûne, mais réduisez la quantité au minimum puis supprimez-le progressivement.

Le sucre et autres glucides déclenchent la production d'insuline (l'hormone du stockage, voir page 71), il est donc crucial de ne pas en consommer (même en petite quantité), pour maintenir l'état bénéfique de jeûne.

Chez certaines personnes, la consommation de faux sucres peut perturber le jeûne et stimuler la production d'insuline. Si vous utilisez des édulcorants (sucrettes ou boissons « sans sucre ») et que vous avez du mal à maigrir, essayez de vous en passer.

LES CONTRAINTES SOCIALES

À moins de vous isoler au fond d'une caverne, vous allez forcément être confronté un jour ou l'autre à des invitations impliquant de manger ou de boire, qu'il vous sera difficile de refuser. Des amis qui vous invitent à dîner, un repas d'affaire, prendre un apéro… C'est une des raisons pour lesquelles il est tout à fait intéressant de commencer avec le Fasting quotidien (entre 21 h et 13 h par exemple) qui permet de garder un rythme de vie compatible avec celui de votre famille et de vos amis (en déjeunant et en dînant comme tout le monde).

Dans la plupart des cas, vous pouvez vous limiter à des boissons sans sucre si ces invitations se produisent pendant la phase de jeûne. Si on vous propose de manger, vous pouvez toujours refuser en arguant que vous n'avez pas faim.

Lorsque ces options ne sont pas possibles, vous pouvez soit décaler votre période de nutrition si vous souhaitez garder le rythme choisi, soit mettre le Fasting entre parenthèses pour la journée et reprendre vos habitudes le lendemain.

Le Fasting est un système souple, qui agit sur le long terme, et en aucun cas vous ne devez le subir comme une contrainte. Dites-vous bien que si ce n'est pas possible aujourd'hui, ce n'est pas grave.

CE QU'IL FAUT RETENIR

- Vous pouvez consommer des boissons sans calorie pendant les périodes de jeûne (eau, café, thé).
- Votre corps s'habitue dès la deuxième semaine.
- Le Fasting devient vite une habitude, qui se fait sans réfléchir.

Témoignage

Patrick M. (50 ans)

« J'ai 50 ans et je pèse 67 kilos… contre 78 kilos il y a 3 mois. Après avoir mis en pratique le Fasting, j'ai donc perdu 11 kilos et je n'ai plus beaucoup à perdre. Il me reste un peu de graisse autour du nombril et la perte de poids est plus lente maintenant.

Mon épouse, au vu de mes résultats, m'a suivi. Elle a perdu 6 kilos et elle est très contente comme ça. Elle n'a rien de plus à perdre.

J'ai toujours marché le week-end environ 2 heures pour mon plaisir, et je continue, sans chercher à optimiser.

J'ai supprimé le petit déjeuner et parfois je saute même le déjeuner car je n'ai plus aussi faim qu'avant. Mon énergie a augmenté, pas de doute. Je travaille plus efficacement au bureau et je n'ai plus de coups de barre.

Mes collègues sont surpris et quand je leur parle du Fasting, ils sont dubitatifs et me font les habituelles objections : il faut manger le matin, attention aux hypoglycémies, etc. Mais maintenant que les résultats sont bien visibles, ils sont intéressés : la force de la preuve, rien de tel !

Au démarrage du Fasting, je me suis souvent surpris à ouvrir mon frigo en me demandant ce que je pouvais bien faire là. Il y a quelque chose d'incroyable et d'inconscient là-dedans. Les jours où je travaille à la maison, j'ai remarqué que lorsque je m'ennuie ou que je fais une pause entre deux coups de fil, je me retrouve devant le frigo, comme si manger compensait mon ennui ou mon stress, ou me récompensait de quelque chose. Maintenant que je le sais, il m'arrive toujours de m'ennuyer, mais je me trouve une occupation ou je me fais un café. Je me passe facilement des snacks habituels.

En conclusion, la méthode me convient car elle est simple. Elle est claire, permet une certaine souplesse et ne culpabilise pas… Mais surtout, elle marche !

Je voulais te remercier d'avoir parlé de cette méthode dans des articles aussi simples et clairs. Manger correctement seulement dans une période de temps donnée : rien de plus simple à mettre en place. »

Chapitre 9

Le Fasting au jour le jour

LES PREMIERS JOURS

Ce n'est pas si difficile

La plupart des lecteurs qui commencent le Fasting sont surpris de la facilité avec laquelle ils se passent de petit déjeuner. La difficulté des premiers jours va dépendre de vos habitudes alimentaires. Ceux qui mangent très sucré auront plus de mal que les amateurs de salé. Mais rassurez-vous, le retour le plus fréquent que mes lecteurs me font sur le Fasting est le suivant : « Je me suis préparé mentalement à souffrir et à avoir faim, mais finalement c'était très facile ». Si vous faites partie des gens pour lequel c'est difficile, allez-y pas à pas, en repoussant progressivement l'heure du petit déjeuner avant de le supprimer totalement, en emportant avec vous un petit déjeuner que vous consommerez plus tard, au cas où.

J'ai un peu faim quand même

Il est normal d'avoir faim pendant les premiers jours. Vous allez peut-être penser à ce que vous loupez, en voyant des personnes de votre entourage manger par exemple. Dans ce cas, buvez un verre d'eau, marchez un peu, ça devrait passer. Tenez bon !

Gardez en tête que tout le monde passe par là, et qu'il n'y a que quelques jours à tenir avant que la faim du matin disparaisse complètement, remplacée par des petits creux faciles à éviter. Récompensez vos efforts avec de bons dîners, qui vous aideront à tenir le lendemain.

Si vous êtes vraiment tiraillé par la faim en milieu de matinée, mangez le petit déjeuner que vous avez emporté, et faites une autre tentative le lendemain en repoussant l'heure de votre collation. Si c'est difficile pour vous, c'est qu'il faut y aller encore plus progressivement. Pour vous aider, diminuez la part des aliments sucrés dans votre alimentation.

LA PREMIÈRE SEMAINE

Pas de perte de poids : vous compensez

Chez certaines personnes, le fait de créer une période de jeûne entraîne une compensation : « j'ai *fasté* ce matin, j'ai bien mérité un dessert à midi ». En conséquence, il arrive que la première semaine ne soit pas très efficace en termes de perte de poids. Au moins, vous vous êtes fait plaisir.

Ce n'est pas grave : le phénomène de compensation disparaît au bout d'une semaine ou deux, lorsque le Fasting est devenu une habitude. Vous allez arrêter de compenser en pensant de moins en moins à manger. À ce moment-là, vous commencerez à vraiment perdre du poids.

J'ai parfois faim

Il est normal d'avoir de temps à autre des petits creux : vous avez vécu sans Fasting, le ventre toujours plein, pendant des années !

Notre corps obéit au rythme circadien, lié à l'alternance du jour et de la nuit, et il est soumis à une variation du taux des hormones au cours de la journée. Vous avez donc tendance à vous réveiller et à avoir faim à la même heure tous les jours. Alors même si notre organisme s'habitue vite aux changements alimentaires, c'est parfois plus long qu'une semaine ou deux.

Gardez à l'esprit qu'il s'agit d'un état temporaire (qui disparaît généralement dans les 5 minutes), et que le petit creux revient rarement deux fois dans la même matinée. Pensez à autre chose, occupez-vous l'esprit, buvez.

Vous avez craqué

Un petit déjeuner en famille ou une proposition difficile à refuser, et vous avez mangé en plein Fasting. Ça arrive, et ce n'est pas grave. Demain est un autre jour. Le Fasting fonctionnant dans la durée, l'important, c'est surtout de garder le cap. Ceci est valable quelle que soit votre expérience avec le Fasting.

Un brunch le dimanche matin, un déjeuner plus tôt que d'habitude ou tout simplement un manque de motivation un jour : pas de souci, cela arrive.

APRÈS DEUX SEMAINES

Vous êtes habitué au Fasting

Le Fasting est devenu normal, vous n'avez plus faim. Les petits creux sont de plus en plus rares. De plus en plus souvent, vous n'avez même pas faim quand vient l'heure du déjeuner.

Vous ne pensez plus à prendre un petit déjeuner. Vous êtes de moins en moins tenté quand la possibilité de manger s'offre à vous.

C'est l'occasion de prolonger le Fasting

Les jours où vous n'avez pas spécialement envie ou besoin de manger vers 13 h, n'hésitez pas à repousser l'heure de votre déjeuner, et à ne faire qu'un seul repas dans la journée qui sera le dîner.

Chaque fois que vous repoussez le moment du repas, c'est un peu plus de poids perdu à la fin de la semaine, et un excellent entraînement pour les prochains jours. Votre corps utilisera de plus en plus facilement votre graisse comme source d'énergie.

APRÈS UN À TROIS MOIS

Vous êtes sevré de la malbouffe

Vous regardez les tentations grasses et sucrées sans vraiment en avoir envie, et les petits creux du matin ne sont plus qu'un mauvais souvenir. Bravo, vous êtes libéré des pulsions alimentaires ! Vous faites partie des gens qui n'ont pas de problème de poids. Vous ne vous souciez plus de la balance. « Régime », « faire attention », « crises d'hypoglycémie » ne font plus partie de votre vocabulaire.

Vous vous approchez de votre poids idéal

Au fur et à mesure du Fasting et quand vous vous approchez de votre poids idéal, le rythme de la perte de poids ralentit, c'est normal. Si vous ne perdez pas assez vite, incorporez plus de Fasting détox sur 24 heures, jusqu'à 3 fois par semaine. Jeûner est devenu maintenant facile pour vous.

UNE FOIS VOTRE POIDS IDÉAL ATTEINT

Vous pouvez continuer

Il n'y a aucune contre-indication à continuer le Fasting le temps que vous le souhaitez. C'est un mode de vie qui convient à beaucoup de gens (moi y compris, cinq ans de Fasting quotidien). Les études n'ont à ce jour par montré d'inconvénient particulier.

Les bénéfices santé sont nombreux, aussi avez-vous tout intérêt à continuer pour en profiter.

Maintenir un poids idéal sans effort

Le principal avantage à ne pas arrêter, c'est que vous n'avez plus besoin de penser à votre ligne, à vous interroger sur ce que vous mangez. Sans effort conscient de votre part, vous allez vous maintenir à votre poids idéal.

La gestion de votre poids est maintenant automatique, vous pouvez consacrer votre énergie à d'autres projets et objectifs de vie.

Si le petit déjeuner vous manque

La plupart des personnes qui adoptent le Fasting ne regrettent pas le petit déjeuner.

Cependant, si tel n'est pas votre cas, et que vous souhaitez reprendre un repas matinal, c'est tout à fait possible, mais en respectant certaines conditions.

Vous pouvez :

- ne faire que le Fasting détox, une fois par semaine par exemple, pour maintenir les bénéfices sur la santé ;

- jeûner à l'occasion, les matins où vous n'avez pas faim, ou avant un dîner de fête ;

- revenir à votre mode de vie d'avant le Fasting, mais de préférence avec de meilleures habitudes alimentaires. Il est possible que vous regagniez du poids sur le long terme, auquel cas vous pouvez toujours corriger avec des périodes de Fasting. Vous êtes un habitué, ce sera facile d'y revenir.

CE QU'IL FAUT RETENIR

- Le Fasting quotidien est plus facile à pratiquer que vous ne le pensez.
- Votre corps va s'habituer en une à deux semaines. À partir de ce moment-là, vous n'y pensez même plus, et vous perdez du poids sans prise de tête.
- Une fois votre poids idéal atteint, vous pouvez continuer autant de temps que vous le souhaitez.

Témoignage

Leila B. (22 ans)

« Je suis le Fasting depuis maintenant deux mois. J'ai perdu 10 kilos… que dire, à part que je suis hypercontente, c'est une joie de me peser chaque semaine et de découvrir un kilo en moins, j'ai des étincelles plein les yeux à chaque fois.

Pourtant, vu mon profil, ce n'était pas du tout gagné. Je suis une « flemmarde », et comme 70 % de la génération des 18-25 ans à laquelle j'appartiens, je déteste bouger. Mais quand je dis déteste… le mot est faible. J'économise mon énergie au maximum : dans le métro je prends l'escalier mécanique, puis le bus, puis l'ascenseur, puis canapé devant l'ordi, puis lit.

Et pourtant ! J'ai commencé le Fasting en tentant d'avoir une vie plus saine et surtout en essayant de diminuer le plus possible ma consommation de sucre.

Comme beaucoup de monde, j'étais adepte du croissant chaud de la boulangerie, que je dévorais avec gourmandise dans le train qui m'emmenait au travail chaque matin. Et quand j'ai appris que le sucre malmenait mon corps, je me suis dit quoi de mieux que de sauter cette étape du petit déjeuner qui en soi ne m'apporte rien d'un point de vue social.

Donc aujourd'hui, je jeûne de 19 h à 11 h. Et je me sens vraiment bien, car le véritable « coup de barre » arrive à ceux qui restent adeptes du sucre le matin !

Donc en réglant mon Fasting quotidien de cette manière, je peux apprécier mon déjeuner entre collègues, mon éventuel goûter entre amies et mon petit dîner en amoureux… Eh oui, le Fasting ne réduit en rien la vie sociale et le train-train quotidien ! »

Chapitre 10

Manger mieux

Bien que le Fasting fonctionne indépendamment des habitudes alimentaires, la question de la qualité des aliments revient souvent. En effet, il faut bien admettre qu'il est dommage de mettre en place un jeûne quotidien si on garde des habitudes alimentaires déplorables. Si une mauvaise alimentation nous a rendus malades, il est évident qu'une meilleure alimentation va nous aider à retrouver la santé.

Il est important de noter que le Fasting n'est pas incompatible avec la pratique d'un sport ou d'un régime alimentaire particulier. Dans les lignes qui suivent, je vous explique les points qui me semblent les plus importants, et comment les appliquer au quotidien.

En pratiquant le Fasting, vous profiterez immédiatement des bénéfices sur vos hormones, sans avoir besoin de changer radicalement vos repas.

Cela étant dit, l'alimentation moderne n'est pas exempte de défauts. Et ce sont ces défauts qui sont peut-être même à la base de tous nos problèmes de santé. Vous pouvez donc grandement améliorer votre santé en suivant quelques principes simples.

RÉDUIRE LE SUCRE, SURTOUT SOUS FORME LIQUIDE

Notre consommation de sucre est trop importante. D'un point de vue physiologique, tous les sucres se valent, qu'ils soient ajoutés ou présents naturellement dans l'aliment, qu'ils soient chimiques ou naturels. Ils constituent certes une source d'énergie facilement utilisable mais non indispensable. Consommés en trop grande quantité, les sucres, y compris ceux des fruits et des jus, favorisent la résistance à l'insuline, et donc la prise de poids.

Les premiers contributeurs à la prise de poids sont l'ensemble des boissons sucrées, jus de fruits inclus. L'impact de ces boissons sur l'insuline et la prise de poids est bien établi et s'oppose aux effets bénéfiques du Fasting : appétit augmenté et stockage des graisses.

En plus de diminuer ses apports de sucre, il est indispensable de ne pas commencer la journée par un aliment contenant du sucre. Comme nous l'avons vu, le métabolisme du sucre empêche l'utilisation des graisses. Repousser la consommation de sucre le plus tard possible dans la journée limitera les baisses d'énergie et les envies de grignotages liées à l'hypoglycémie réactionnelle.

D'une façon générale, le sucre doit retrouver sa place occasionnelle, lors d'événements spéciaux : un anniversaire, une bonne pâtisserie, une rencontre familiale. Il n'est pas nécessaire de le supprimer totalement mais il doit rester exceptionnel. Par exemple, vous pouvez vous autoriser à en manger seulement un jour dans le week-end, ce qui aidera à la production de leptine (l'hormone de la satiété) pour les 6 jours qui suivent. Une autre stratégie efficace est de le réserver à l'après-sport (qui augmente la sensibilité à l'insuline).

Une consommation de sucre occasionnelle et plus stratégique facilitera le jeûne et la perte de poids, tout en vous permettant de vous faire plaisir de temps en temps.

OUBLIER LES FÉCULENTS À CHAQUE REPAS

Les recommandations officielles (qui conseillent des féculents toute la journée) ont été établies à partir de données provenant de personnes actives et ayant au moins 30 minutes d'activité physique par jour. Dans ce cas précis, les féculents ne sont pas systématiquement convertis en graisse.

Mais comme nous l'avons vu, la réalité est souvent différente. Si vous êtes plutôt inactif (vous ne pratiquez pas de sport, vous avez un métier qui vous maintient assis à un bureau toute la journée), vos réserves de sucre ne sont jamais vidées et tout excédent alimentaire est alors stocké sous forme de graisse. Le glucose présent dans votre sang en trop grande quantité sur de longues périodes favorise aussi la résistance à l'insuline, ainsi que le stockage des graisses.

Plus vous êtes en surpoids et faites des repas riches en féculents, plus le glucose issu de ces féculents sera stocké sous forme de graisse[33]. À côté de cela, nous ne mangeons pas suffisamment de légumes. Alors, faites d'une pierre deux coups : dès que possible, remplacez les féculents par des légumes colorés !

Si vous pratiquez une activité physique régulière (course à pied, musculation), les féculents restent une bonne source d'énergie. Mais il est préférable de les consommer en récupération sportive, une fois vos réserves vidées. Je recommande en général comme « bons féculents » ceux qui sont bruts, non transformés : les patates douces, betteraves, carottes, fruits… mais même les féculents à index glycémique plus élevé peuvent être consommés après le sport, comme le riz blanc et les pommes de terre.

Comme le sucre, les féculents vont perturber le métabolisme des graisses et je vous recommande donc de repousser leur consommation le plus tard possible dans la journée, afin de prolonger les bénéfices du Fasting.

Des études ont montré que le fait de manger des féculents quatre heures avant de se coucher améliorait le sommeil, car le glucose facilite indirectement la production de mélatonine, l'hormone du sommeil. Cela permettrait même de réduire les envies de grignotage, mais attention, cet effet n'est pas du tout le même si l'apport en sucre a lieu juste avant de se coucher donc évitez de grignoter sucré avant de dormir !

Vous pouvez commencer par bannir les sources de glucides raffinés pendant la journée, comme les sucres, farines, pâtes, qui sont assimilés très rapidement par l'organisme. De plus, ils sont souvent associés à des mauvaises graisses dans les aliments, une combinaison à la fois addictive et qui fait prendre du poids (voir page 39).

Ce conseil vaut tout particulièrement pour ceux qui ont du ventre, la consommation excessive de sucres et féculents étant associée à la résistance à l'insuline et donc à la présence de graisse viscérale. Une réduction de l'apport de glucides se traduira donc par une réduction de votre tour de taille.

PRIORITÉ AU « FAIT MAISON »

L'histoire a montré que l'industrialisation de l'alimentation a eu des conséquences inattendues sur notre santé avec l'explosion des maladies de civilisation. Que ce soit l'appauvrissement en fibres ou nutriments, la quantité de sel ou de sucre ajouté, les additifs chimiques, le mélange de mauvaises graisses et de glucides… Les coupables restent à préciser, mais les effets de l'industrialisation sont là.

Chez les populations qui ont longtemps conservé un mode de vie ancestral (Indiens d'Amérique, Aborigènes d'Australie, Inuits d'Antarctique, peuple Masaï du Kenya), on voit que les maladies de civilisation apparaissent quelques années après l'introduction des produits transformés.

L'expérience de Clara Davis (voir page 37) l'a montré pourtant : votre appétit et vos besoins en vitamines vont se réguler tout seuls en présence d'aliments non transformés.

Autant que possible, préparez vous-même vos repas. Si vous n'avez pas cette possibilité (vous êtes au restaurant par exemple), choisissez les aliments dans leur forme la plus entière possible (par exemple, légumes accompagnés de protéines).

Bien sûr, la consommation occasionnelle de produits transformés ne va pas affecter votre santé. Les problèmes commencent lorsqu'on en fait la base de ses repas. En général, j'évite tout de même les produits dont la liste d'ingrédients est trop longue, ou contenant des ingrédients inconnus ou au nom imprononçable.

Pour le sucre comme les produits transformés, j'évite les tentations en les anticipant. Dans ma liste de courses, aucun produit transformé ou sucré, afin de ne pas en avoir dans mes placards à disposition… Ce petit détail limite sans effort ma consommation et rend les occasions d'en manger vraiment spéciales et encore plus appréciables (une excellente pâtisserie, une soirée chez des amis, un gâteau d'anniversaire en famille).

PLUS DE LÉGUMES

Parce qu'on peut se passer durant plusieurs jours de vitamines, et que les conséquences d'un déficit sont très subtiles, on a tendance à oublier les légumes. Je ne vous apprends rien, et pourtant on a souvent tendance à les remplacer par du pain ou des pâtes.

Il est très important pour votre santé et votre bien-être de consommer **au minimum** une portion de légumes par repas : salade, brocoli, tomate, chou-fleur, aubergine, carotte, asperge, avocat, endive, oignon, courgette, petits pois, radis... Le plus souvent possible, remplacez l'accompagnement dont vous avez l'habitude (frites, pomme de terre, riz, gratin) par une portion de légumes.

Lorsque vous mangez à l'extérieur, c'est souvent la meilleure option : par exemple une salade composée, puis des protéines accompagnées de légumes.

Les difficultés à choisir les légumes et à les cuisiner sont des objections qui reviennent souvent. La solution a été pour moi de remplir mon congélateur de mélanges de légumes surgelés. De préférence sans sauces, épices, conservateurs et autres additifs. Rien de plus pratique : il suffit de quelques minutes au micro-ondes, à la vapeur ou dans une poêle. Les vitamines des légumes récoltés mûrs sont préservées par la surgélation, ce qui n'est pas le cas des légumes « frais » des supermarchés, souvent ramassés quelques semaines plus tôt, qui ont voyagé et qui sont exposés à la lumière dans les rayons.

Bien sûr, si vous en avez l'occasion, acheter les légumes des marchés de petits producteurs locaux est la meilleure option.

BOIRE PLUS D'EAU

L'eau est nécessaire à la perte de poids, car elle permet d'éliminer les déchets liés à la combustion de vos réserves de graisse. La sensation de faim est souvent signe de déshydratation, alors ayez toujours à portée de main une bouteille ou un verre d'eau. Boire doit devenir un réflexe inconscient. Profitez de la période de jeûne pour boire – le thé et le café du matin comptent dans vos apports en eau – et continuez de boire le reste de la journée. Un bon objectif est d'atteindre 2 litres par jour.

Par exemple, je commence souvent la journée avec un grand verre d'eau dès le réveil pour compenser la déshydratation nocturne, puis je me prépare un café ou un thé.

LE REPAS IDÉAL

Pour résumer ces conseils alimentaires, vous trouverez page ci-contre mon repas type. Il doit vous satisfaire jusqu'au repas suivant, mais ne vous forcez pas à finir si vous n'avez plus faim.

Mon repas se compose de :

- Une source de protéines : viande blanche ou rouge, poisson, fruits de mer, œufs ou protéines végétales. Quantité indicative : environ la taille de votre paume ouverte pour les femmes, le double pour les hommes.

- Un accompagnement : légumes ou salade composée. Variez les couleurs et les mélanges, cuisinez-les avec des bonnes graisses (voir ci-dessous pour faire le bon choix) et des épices. Quantité indicative : la moitié de votre assiette.

- En option, féculents ou dessert : pour les jours de sport ou si vous n'avez pas de poids à perdre. Vous pouvez ajouter le jour de l'effort une portion de patates douces, riz basmati, pommes de terre, pâtes, pain ou votre dessert préféré, de préférence le soir. Quantité indicative : un ou deux poings fermés. Si vous avez du mal à perdre du poids, c'est la première chose à réduire, voire à supprimer. Si vous voulez prendre du poids, c'est la première chose à ajouter.

Je ne limite pas ma consommation de graisses, j'en ajoute librement dans les plats : beurre de qualité, huile d'olive, huile d'avocat, huile de coco. Les fromages, avocats et noix sont de bons compléments de repas.

Les épices sont également à la base de toute cuisine variée. Elles permettent de découvrir des saveurs et de réaliser de nouvelles recettes. Si vous ne savez pas quelle épice choisir, il suffit de vérifier sur Internet quelle est celle qui se marie le mieux au plat que vous souhaitez préparer. Je vous recommande de remplir un placard avec une dizaine d'épices, fines herbes et aromates lorsque vous commencez le Fasting. Par exemple : sel et poivre en moulin, curcuma, curry, paprika doux, thym, origan, coriandre, cumin, échalotes, moutarde, persil et basilic frais.

En mangeant protéines et légumes dès le début de la période de nutrition, et en ajustant les féculents et le sucre en fonction de votre activité physique, vous vous garantissez une perte de poids optimale et équilibrée. Afin de prolonger les effets bénéfiques du Fasting, nous avons vu que l'objectif est de garder les niveaux d'insuline bas, même pendant la période de nutrition. Ceci implique de manger les féculents de préférence au dîner.

Je recommande donc de casser le jeûne avec les éléments essentiels (protéines, bonnes graisses, légumes), ce qui permet de couvrir nos besoins et de consommer plus tard ce qui est facultatif (féculents et sucres).

Pour les envies de sucré et si vous avez faim entre les repas, je vous recommande le chocolat noir (70 % de cacao au minimum) ou des fruits (un ou deux par jour maximum).

CE QU'IL FAUT RETENIR

- Le Fasting est compatible avec tout régime alimentaire.

- Pour renforcer les effets du jeûne et accélérer la perte de poids, vous pouvez réduire le sucre et éviter les féculents à chaque repas. Ces derniers doivent être réservés à la récupération après une pratique sportive. Idéalement, les consommer plutôt à la fin de la période de nutrition.

- Une assiette saine et équilibrée contient légumes et protéines, et doit vous satisfaire jusqu'au repas suivant. Augmentez les quantités si besoin.

- Faites-vous plaisir de temps en temps, de préférence à l'extérieur. Chez vous, le chocolat noir (70 % et plus) et les fruits sont de bonnes options.

Chapitre 11

Quelle activité physique avec le Fasting ?

Avec ce livre, je défends l'idée que la prise de poids est avant tout hormonale (rôle prépondérant de l'insuline, de la leptine…), que l'origine du problème vient de notre alimentation moderne et qu'un changement de fréquence de repas est la meilleure façon de maigrir.

Le sport seul ne suffit pas pour perdre du poids et le stabiliser, si on ne modifie pas ses habitudes alimentaires. Cela étant dit, ses bénéfices sur la santé et l'apparence physique sont clairement démontrés.

En théorie, l'exercice permet d'augmenter ses dépenses en énergie. Si on ne mange pas plus, cela crée un déficit calorique… on devrait perdre du poids. Plus on fait de sport, plus on devrait maigrir, si on suit cette logique.

Mais mon expérience personnelle m'a montré que ça ne fonctionnait pas comme ça. Immobile toute la journée, sans aucune activité sportive, j'étais loin des standards pour être en bonne santé. Courir tous les matins a eu un effet indéniable sur mon poids, du moins au début. De nombreuses études confirment qu'on perd effectivement du poids avec les activités d'endurance. L'effort prolongé permet aussi une bonne utilisation des graisses pendant l'effort, et c'est ce qui explique la popularité de la course à pied chez les personnes qui souhaitent mincir. Un peu comme les régimes, dans les études contrôlées, ça marche.

Dans mon cas et celui de beaucoup d'autres, après quelques semaines seulement je commençais à stagner, la perte de poids (plus lente que prévue) ne se réamorçant qu'en allongeant la durée de mes courses. C'est ce que montre également une étude portant sur plus de 8 000 coureurs réguliers, suivis pendant 7 ans. Le principal investigateur, le Dr Paul Williams s'interroge sur les raisons de leur surpoids, ayant lui-même 15 kilos à perdre, alors qu'il courait quand même 10 km tous les jours. Presque tous les coureurs interrogés prennent du poids avec l'âge, même ceux qui courent l'équivalent d'un marathon par semaine (48 km). Dans le groupe de coureurs qui font moins de 24 km par semaine, ça représente presque 1 kilo par an. **Le sport d'endurance à lui seul n'empêche pas la prise de poids...** La conclusion est sans appel pour le Dr Williams : il faut en faire toujours plus[34]. La seule façon de contrer ce phénomène est donc apparemment d'augmenter le nombre de kilomètres ou la fréquence des séances. Mais cette fuite en avant a un coût physique, hélas rarement évoqué. Me concernant, ce fut une fonte musculaire et une blessure au genou.

À partir du moment où je me suis mis à courir quotidiennement avec la volonté de courir toujours plus longtemps, les muscles que je n'utilisais pas pour la course à pied se sont mis à fondre, réduisant au passage leur métabolisme, pour que l'organisme économise de l'énergie et « tienne » le plus longtemps possible. Une méta-analyse sur l'effet cumulé de la musculation et de l'endurance montre que la pratique de l'endurance (la course à pied surtout), atténuerait significativement la force, la puissance et le volume musculaires.[35]

Et puis un jour arrive la blessure. On a beau dire, le sport n'est pas toujours bon pour la santé. Les histoires de blessures (comme celle de mon genou) ou les morts subites des coureurs sont souvent occultées par les bénéfices reconnus du sport. Les premières études sur les marathoniens parlaient même d'immunité totale face aux maladies cardio-vasculaires[36]. Avant de m'intéresser au sujet, j'avais moi aussi en tête cette idée que mon footing matinal était le meilleur allié de mon cœur. Malheureusement pour les amateurs d'activités d'endurance, les bénéfices pour la santé, en l'occurrence cardio-vasculaire, n'augmentent pas avec la durée de l'exercice.

Les études montrent que les effets santé de l'activité physique suivent une courbe en « U ». La mortalité est la plus faible pour ceux qui ont une activité modérée. Elle augmente pour ceux qui sont sédentaires et pour ceux qui ont une pratique sportive très intense. On voit donc qu'il y a un optimum. Pour l'équilibre de notre métabolisme, comme pour la perte de poids ou pour une bonne santé cardio-vasculaire et articulaire, la solution n'est donc pas d'en faire toujours plus. Mais alors, quelle activité physique pratiquer pour bénéficier des bienfaits du sport, sans allonger exagérément la durée de ses séances et sans augmenter son risque de blessures ? En clair, quelle est l'activité physique la plus rentable ?

Milon de Crotone, l'un des plus célèbres athlètes de la Grèce antique est devenu 6 fois champion olympique avec une forme très particulière d'entraînement. La légende raconte qu'il était capable de porter un taureau adulte. Pour réaliser cet exploit, il aurait commencé avec un veau nouveau-né, le portant tous les jours jusqu'à l'âge adulte. Jour après jour, son corps se serait adapté à la prise de poids du veau.

C'est le principe de la musculation : on fait travailler un muscle ou un groupe musculaire contre une résistance. La musculation est utilisée aujourd'hui par des millions de sportifs, hommes et femmes, pour améliorer leur force physique.

À vrai dire, vous ne vous mettez pas vraiment en forme en faisant de la muscu. Vous démolissez littéralement vos muscles en faisant de l'exercice et créez des milliers de microdéchirures dans vos fibres musculaires. Quand vous quittez la salle de sport, vous êtes en fait en *plus mauvaise* forme qu'à votre arrivée. Mais heureusement, la nuit est réparatrice. Pendant votre sommeil, votre corps libère de grandes quantités d'hormones qui vont reconstruire les fibres cassées lors de l'effort. Les fibres deviennent plus nombreuses et sont douées d'une plus grande résistance pour faire face au prochain effort[37]. La masse musculaire augmente, ce qui permet au passage une meilleure gestion du taux de sucre dans le sang[38, 39, 40].

Il suffit donc de faire travailler ses muscles lors d'un programme de perte de poids pour préserver son métabolisme, et améliorer la réponse à l'insuline[41, 42].

Vous pouvez faire des exercices au poids de corps (comme les pompes ou les tractions) ou ajouter des charges (libres ou sur une machine). La résistance obtenue avec le poids de votre corps suffit largement pour débuter et maintenir un physique harmonieux. Ajouter des charges permet d'augmenter l'efficacité, et donc de réduire la durée ou le nombre des séances. Une séance par semaine peut alors suffire pour développer ou maintenir sa masse musculaire[43].

En comparant différentes fréquences d'entraînements (1 fois toutes les deux semaines, et 1, 2, ou 3 fois par semaine), une étude contrôlée a montré qu'une séance de résistance musculaire par semaine constituait un stimulus suffisant, le nombre idéal étant deux à trois fois par semaine[44].

La récupération musculaire nécessaire à la croissance du muscle se produit entre 24 et 48 heures après l'exercice, il est donc intéressant de laisser un jour de repos entre les séances pour maximiser ses résultats.

Aujourd'hui, je pratique des combinaisons d'exercices au poids de corps pendant des séances intenses de 15 minutes, deux à trois fois par semaine (programme HIIT pour *high intensity interval training*). Cette combinaison de résistance musculaire et d'endurance donne les meilleurs résultats contre la résistance à l'insuline et la formation de graisse viscérale[45].

Il suffit donc de moins d'une heure de sport par semaine pour obtenir des résultats satisfaisants sur sa composition corporelle (part de masse grasse *versus* masse maigre), que vous soyez un homme ou une femme.

S'il est vrai que le sport est bon pour la santé, faire une seule séance le dimanche ne compense pas la sédentarité du reste de la semaine. Plus on reste assis dans la journée, plus le risque de mort prématurée est élevé, quelle que soit l'activité physique pratiquée à côté[46, 47]. Cet effet néfaste est flagrant à l'hôpital : on observe un début de résistance à l'insuline après seulement 7 jours chez les malades qui restent allongés[48]. Je recommande donc de maintenir une activité physique quotidienne, surtout pendant le Fasting.

La marche et les autres activités physiques lentes sont particulièrement intéressantes pour ceux qui pratiquent le Fasting. Contrairement aux activités d'endurance, une marche de 60 minutes, même rapide, n'affecte pas l'appétit et entraîne une dépense d'énergie qui n'est pas compensée ensuite, selon une étude contrôlée de 2010[49].

Vous pouvez faire des petits efforts simples et faciles à intégrer dans votre quotidien comme descendre une station de métro avant la vôtre, vous garer à l'autre bout du parking, aller faire vos courses à pied…

En étant un petit peu plus actif au quotidien, vous accélérerez votre perte de poids ; il n'est pas obligatoire de s'engager dans la pratique régulière d'un sport.

La période de jeûne est le moment idéal pour faire du sport. Lorsque vous avez vidé vos réserves de sucres, le corps produit l'énergie nécessaire par lipolyse, c'est-à-dire en utilisant la graisse corporelle comme source d'énergie.

Notez que, bien qu'à jeun, nous disposons de suffisamment d'énergie pour ne pas perdre de muscles, car nous avons environ l'équivalent de 30 minutes de réserves, même pour des exercices plus intenses (musculation, endurance rapide). Vos réserves suffisent largement pour les séances courtes que je vous recommande.

Au-delà de 30 minutes d'effort à jeun, les besoins élevés en sucre ne peuvent plus être couverts, le corps convertit les protéines des muscles en énergie rapide. Il vaut mieux par conséquent pratiquer ces longues séances d'endurance pendant la période de nutrition afin de préserver sa masse musculaire.

L'exercice intense vide les réserves de sucre, vous pouvez donc consommer des glucides en phase de récupération. Ceux-ci aident également à la reconstruction musculaire. Attendez cependant 30 à 60 minutes après l'exercice, car avant ce délai, la conversion de la graisse en sucre est encore très active et sera interrompue si vous mangez immédiatement. Après ce délai, la sensibilité à l'insuline est accrue[50]. C'est le moment idéal pour consommer des féculents.

En résumé, vous n'avez pas besoin de faire de sport pour utiliser vos réserves de graisse, mais les bénéfices de l'exercice physique bien pensé sont indéniables.

- Pour améliorer votre physique, vous pouvez faire de la résistance musculaire pendant des séances courtes, une à trois fois par semaine.

- Pour la santé, vous devez penser à conserver une activité tout au long de la journée avec des activités lentes comme la marche à pied ou un travail physique. Faites des pauses régulières lorsque vous restez assis, surtout pendant le jeûne.

Tous les autres sports sont compatibles avec le Fasting et peuvent même se pratiquer à jeun sans perte de muscle, tant que les séances sont inférieures à 30 minutes et les apports en protéines suffisants[51].

CE QU'IL FAUT RETENIR

- Le Fasting est compatible avec la pratique d'un sport, même à jeun si la séance de sport est d'une durée inférieure à 30 minutes.

- La résistance musculaire a montré de nombreux bénéfices sur l'apparence physique et le métabolisme, tout particulièrement pour préserver la masse musculaire pendant une perte de poids.

- Il suffit d'une à trois séances courtes de musculation par semaine pour bénéficier des avantages du sport, avec ou sans activité d'endurance.

- En parallèle, je recommande pour la santé de garder une certaine activité physique tout au long de la journée. La période de jeûne est tout particulièrement propice pour la perte de graisse.

À votre tour de vous mettre au Fasting !

Le Fasting est présent depuis des millénaires dans l'histoire de l'humanité, et existe chez les animaux en milieu naturel. Il n'est pas nécessaire de manger toutes les 3 ou 4 heures pour être en bonne santé, au contraire.

La recherche montre des bénéfices surprenants sur la santé, entre autres une perte de poids sans effort à partir de 16 heures de jeûne quotidien. Un effet confirmé par les milliers de membres de la communauté Fasting, qui témoignent d'une sensation de bien-être général, en plus de la facilité à maigrir.

En commençant dès aujourd'hui, vous pouvez espérer perdre entre 3 et 5 kilos par mois, de graisse principalement, et ce indépendamment de vos habitudes sportives ou alimentaires. Faire du sport ou suivre un régime particulier n'est qu'un plus.

Vous allez équilibrer vos hormones et normaliser votre rapport à l'alimentation. Avec le jeûne, vous allez réapprendre à écouter votre corps et à faire la différence entre la vraie faim et l'envie de grignoter. En pratiquant le Fasting quotidien, j'ai enfin réussi à perdre la graisse que j'avais autour du ventre. Je conserve un physique athlétique avec un minimum d'effort, sans me priver.

Depuis cinq ans, je ne prends plus de petit déjeuner.

Et vous ?

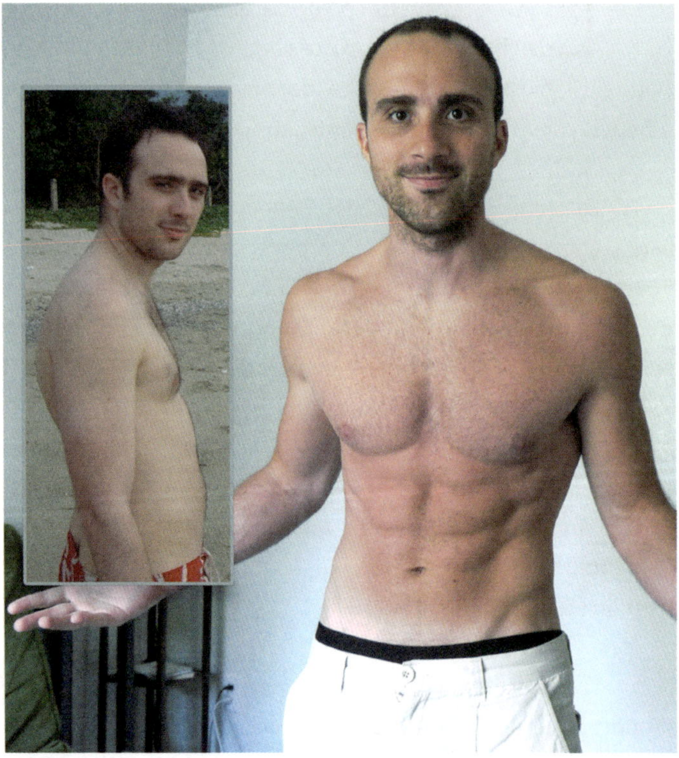

Témoignages

ILS SUIVENT LE FASTING

Témoignages

Sarah L.

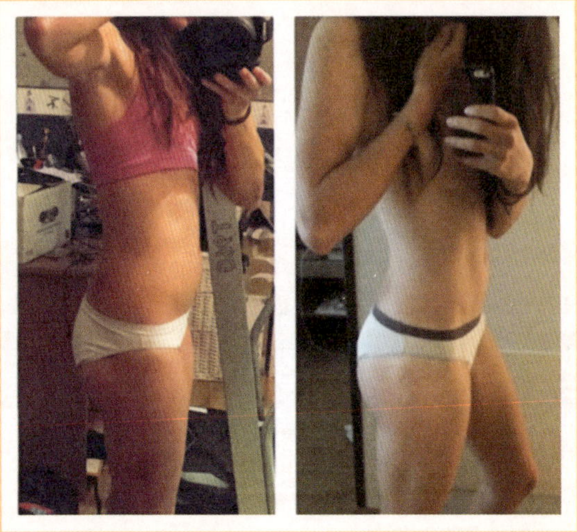

« Quand je reprends un petit déjeuner, je n'arrête pas de penser à manger toute la journée. Alors que jeûner m'évite cette fixation sur la nourriture ! Deux repas me conviennent parfaitement. Je peux même faire 1000 kilocalories par repas et c'est parfait. Je continue toujours le sport car ça m'apporte bien plus que des résultats visibles sur mon physique et mon mental. Sans parler du gain de souplesse et de confiance en moi, énormément de choses ont changé quand je me compare avec celle que j'étais 6 mois auparavant ! Je te remercie encore JB ! Te lire a été pour moi, j'en suis certaine, plus efficace que de me faire suivre par un coach. »

Nicolas V.

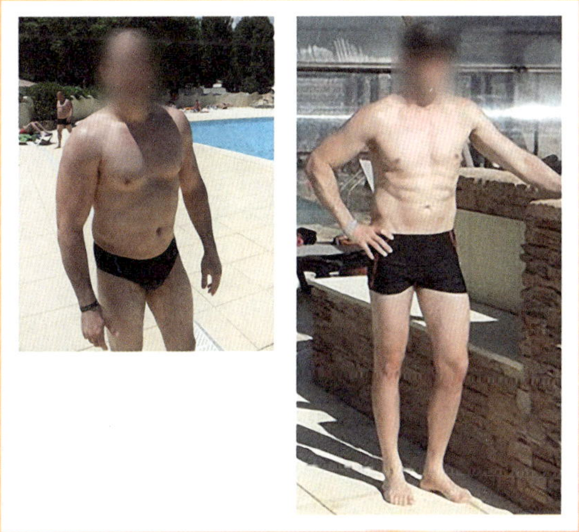

« Voilà un an que j'ai commencé le Fasting, j'ai perdu 9 kilos en mangeant à ma faim. Je me fais plaisir tous les jours mais je pense que mon corps a pris son rythme.

Je fais des envieux à la salle de sport quand je leur dis ce que je mange : ils me trouvent super sec. »

Témoignages

Stéphanie M.

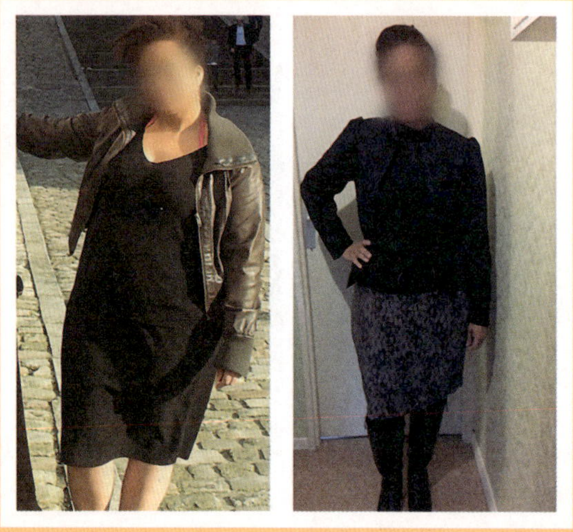

« Les gens de mon entourage n'ont qu'une phrase à la bouche : "Qu'est-ce que tu as fondu !"

Alors bien sûr, tous ceux qui ont envie de perdre du poids me demandent ce que j'ai fait... Merci de me rendre la dignité que la société s'acharne à retirer aux personnes en surpoids.

Je suis à - 20 kilos en 6 mois... et je continue à faire des émules, vu ma transformation ! »

Pierre O.

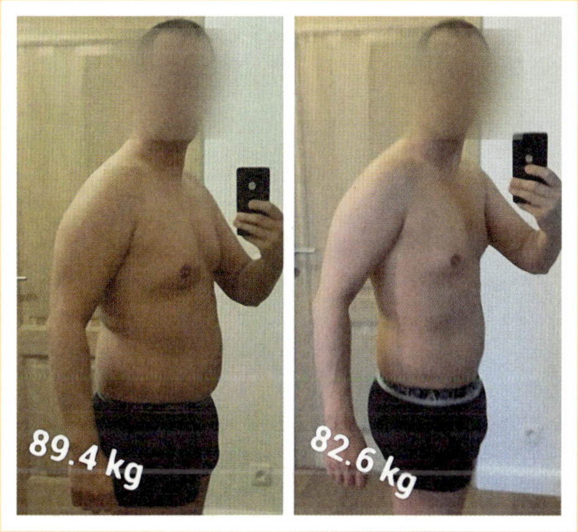

« Merci pour tes conseils. Je viens de faire une photo et je suis satisfait du résultat... après seulement un mois de Fasting. Le plus dur reste la “bouée”, comme beaucoup d'hommes évidemment. Mais j'ai bien l'intention de la faire partir grâce au Fasting. »

Témoignages

Anna B.

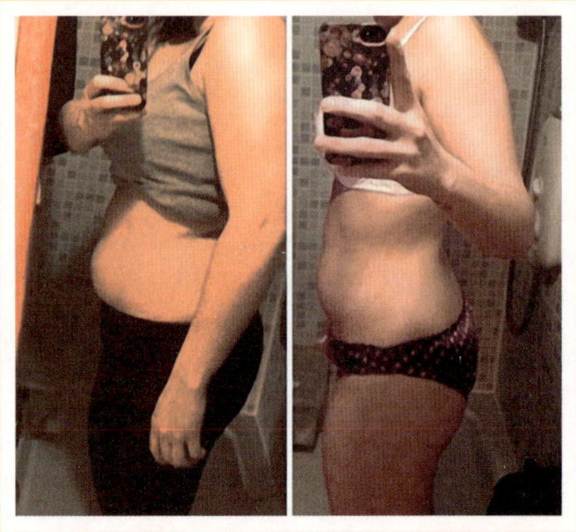

« Voilà 3 mois de Fasting pour moi… déjà. Je me sens en pleine forme et je continue de perdre du poids. Je faisais 66 kilos il y a deux mois. Aujourd'hui j'en pèse 53. Le Fasting m'a redonné confiance en moi, m'a permis de me redécouvrir en tant que jeune femme : avec une perte de poids phénoménale, je suis toujours en forme, moins agressive. Je ne pratique aucune activité sportive, la seule chose qui me fait me dépenser, c'est mon travail car je marche pas mal et je suis debout toute la journée. Et là j'ai commencé depuis 2 semaines quelques exercices chez moi (1 h 30 par semaine) juste pour tonifier mon corps. »

Guillaume F.

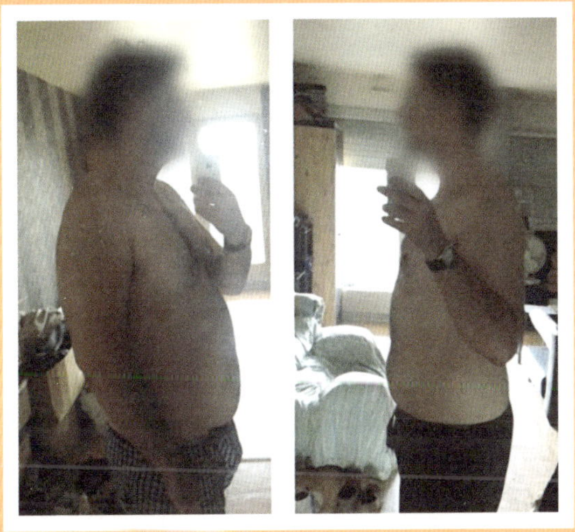

« Le signal d'alarme s'est déclenché quand je suis arrivé à 140 kilos. Je cherchais une méthode de fainéant qui alliait efficacité et absence de sport : je me suis dit que j'allais tenter le Fasting !

J'ai perdu 42 kilos en un an.

Après le Fasting, je redoutais un effet yo-yo, que j'avais connu dans le passé... mais qui ne s'est pas produit ce coup-ci. J'ai continué à perdre du poids. »

Réponses aux

QUESTIONS FRÉQUENTES

Q Ma fille de 16 ans souhaite également perdre du poids. Peut-elle pratiquer le Fasting ?

La recherche sur le Fasting ne porte que sur des adultes en bonne santé. Les adolescents et les enfants ont des besoins différents. Pour ces raisons, il n'est pas recommandé à un adolescent de suivre le Fasting.

Q J'ai l'habitude de faire un petit déjeuner en famille le dimanche matin. Faut-il pratiquer le Fasting tous les jours ou est-ce que ça marche quand même si je petit déjeune le dimanche ?

Vous commencez à obtenir les bénéfices du Fasting à partir d'un jour par semaine. L'idéal est de le pratiquer tous les jours. Cela dit, toute concession est acceptable, si cela vous permet de le vivre sans contrainte dans la durée. La meilleure organisation est celle que vous arrivez à tenir.

Q Je suis le Fasting quotidien depuis deux semaines, mais j'aimerais perdre du poids plus rapidement.

Vous avez incorporé le Fasting à votre mode de vie, vous êtes bien parti.

Pour perdre plus vite, vous pouvez :

- soit réduire la période de nutrition tous les jours ou quand l'opportunité s'offre à vous ;
- soit inclure des journées Fasting détox de 24 heures.

Q Combien de temps puis-je suivre le Fasting ?

Il n'y a pas de limite sur la durée. Vous pouvez intégrer le Fasting dans votre vie aussi longtemps que vous le souhaitez, pour profiter des bénéfices santé et conserver votre poids idéal sans difficulté.

Q J'ai perdu du poids pendant les 4 premières semaines, mais pas cette semaine. Est-ce que cela signifie que ça ne marche plus ?

La perte de poids n'est pas linéaire. Vous pouvez ne rien perdre une semaine, et perdre deux fois plus la semaine suivante.
Pas de panique dans votre cas, continuez normalement, surprise en vue la semaine prochaine !

Q Ça fait une semaine que je suis le Fasting quotidien et j'ai encore parfois faim le matin !

Pour aider votre corps à se défaire de la dépendance au sucre, évitez de manger sucres et féculents le soir. Privilégiez viande (même grasse), fromage, œufs, légumes. Vous pourrez revenir à une alimentation plus glucidique une fois votre corps habitué au Fasting.
Souvent, la sensation de faim est un signe de déshydratation. Buvez un verre d'eau, reprenez une tasse de café ou de thé.

Q Tout le monde me dit que c'est mauvais pour la santé de sauter des repas ! Est-ce que c'est vrai ?

Non, c'est une idée reçue. Notre corps est programmé pour pouvoir tenir plusieurs jours par semaine sans manger. Nos réserves de graisses nous permettent de tenir au moins 30 jours : quelques heures de jeûne le matin ne vont rien mettre en péril. Les études ont montré que les gens qui ne prennent pas de petit déjeuner ont tendance à grignoter avant le déjeuner pour compenser. Ce n'est pas le cas dans le cadre du Fasting.

Q Je suis végétarien / paléo / frugivore, est-ce que je peux suivre le Fasting ?

Le Fasting est compatible avec tout régime alimentaire.

Q J'ai craqué ce matin, mon collègue a ramené des croissants au bureau ! Ai-je ruiné tous mes efforts ?

Pas de souci. Le Fasting est un système souple, ne le vivez pas comme une contrainte. Profitez de votre croissant, demain est un autre jour !

Q Impossible de faire rentrer 16 heures de jeûne dans mon planning. Ça marche si je ne fais que 14 heures de jeûne ?

La plupart des bénéfices sont obtenus à partir de 16 heures de jeûne. Mais 14 heures, c'est mieux que rien. Une fois que vous aurez pris l'habitude du Fasting, vous aurez peut-être l'occasion de faire plus, et de pousser le jeûne à 20 heures quelques jours par semaine. Si vous ne perdez pas de poids, incorporez le Fasting détox, une à trois fois par semaine en fonction de vos objectifs.

Q Combien de kilos vais-je perdre ?

La plupart des gens perdent environ 1 kilo par semaine. Pesez-vous le matin au réveil, à heure fixe, avant de manger et après être allé aux toilettes. Si vous avez beaucoup de poids à perdre, ça peut être plus rapide.

Dans tous les cas, vous allez perdre du poids jusqu'à atteindre votre poids idéal.

Q J'ai un examen / entretien d'embauche / rendez-vous client demain matin ! Est-ce que je devrais manger avant ?

Si vous êtes habitué au Fasting, pas de raison de changer pour un événement particulier. Vous serez même probablement plus concentré et efficace à jeun.

Q J'ai soif le matin, c'est normal ?

Tout à fait normal, c'est bon signe. Votre corps a besoin d'eau pour éliminer la graisse. Buvez !

Q Sur ta photo « après », quelles sont tes mensurations ?

Je pèse aujourd'hui 76 kilos pour 1 m 80, avec un taux de graisse corporelle de 7 %.

Q J'aime faire beaucoup de sport, j'ai peur de manquer d'énergie en sautant des repas. Dois-je limiter mes activités ?

La plupart des lecteurs perdent du poids avec le Fasting sans faire de sport (environ 1 kilo par semaine). Cela dit, je fais 3 séances de musculation par semaine, ce qui est idéal, en gardant une journée de repos entre chaque séance. Elles peuvent durer seulement 30 minutes, surtout en allant chercher la limite niveau poids.

Si vous voulez faire de l'endurance, faites-en les jours où vous ne faites rien d'autre. Une activité par jour suffit largement et permet d'avoir des temps de repos, ce qui est aussi important que le sport en lui-même.

Q Lors de ta transformation, quelle était ton activité sportive ?

Je ne faisais plus de course à pied, et pas de sport d'endurance ou collectif. Ma seule activité sportive était la salle de sport (une discipline appelée le Powerlifting), un total de 1 heure par semaine. Me contacter pour plus de détails.

Q Je suis diabétique de type 2 et je prends des médicaments, est-ce que je peux pratiquer le Fasting ?

Je ne suis pas médecin, et donc pas habilité à vous recommander un changement alimentaire. Ce que je vais vous dire sur le Fasting devra être discuté avec votre médecin traitant.

Le Fasting est une piste intéressante, associée à une alimentation pauvre en glucides. Je ne peux que vous recommander de limiter les glucides dans votre alimentation (quel que soit leur index glycémique). Si vous devez prendre votre médicament le matin avec un aliment, choisissez un yaourt nature sans sucre (entier pour ralentir son absorption et éviter le pic d'insuline), qui permettra de préserver la plupart des bénéfices du Fasting.

Commencez par remplacer votre petit déjeuner par un yaourt et à réduire les quantités de glucides lors de deux repas suivants , vous allez perdre du poids et probablement pouvoir alléger votre traitement médicamenteux (après validation de votre médecin bien sûr). Une fois que vous serez dans le vert, vous pourrez commencer à retirer le yaourt et perdre les kilos restants plus rapidement.

Q Je n'aime pas vraiment manger le soir mais le petit déjeuner est important pour moi, est-ce que ça marche aussi si je supprime le dîner au lieu du petit déjeuner ?

La plupart des bénéfices santé du Fasting sont obtenus en jeûnant le matin, car c'est le moment où l'environnement est idéal pour la perte de poids : taux de cortisol naturellement élevé, activité physique pendant les heures avancées du jeûne, la journée démarrant alors que vous êtes déjà à 8 heures de jeûne...

Si vous tenez au petit déjeuner, vous pouvez démarrer le Fasting à midi, ça marche aussi. Une autre piste est de tester le Fasting détox une à deux fois par semaine, afin de voir si ça vous convient mieux.

Q Je suis une femme. Quand je perds du poids, c'est surtout au niveau du haut du corps et peu au niveau des cuisses. J'aimerais que ce soit l'inverse, comment faire ?

Le problème est bien connu : la répartition des graisses est différente chez l'homme et chez la femme. Naturellement, les femmes ont tendance à stocker autour des cuisses, les hommes autour du ventre. C'est assez injuste, mais c'est un mécanisme de survie pour assurer la procréation. La bonne nouvelle, c'est que cette graisse n'est pas mauvaise pour la santé.

Mais voici deux pistes pour inverser la tendance :

- musclez votre poitrine pour garder en fermeté et en volume,
- faites de la course par intervalles pour mobiliser la graisse capricieuse.

Q Je suis enceinte. Est-ce raisonnable de continuer à jeûner ?

Il faut en parler à votre médecin traitant car cela va dépendre des personnes. La plupart des femmes enceintes jeûnent sans souci pendant le ramadan par exemple. Donc, a priori il n'y a pas de problème si votre alimentation est correcte et équilibrée par ailleurs (c'est notre nature après tout), mais autant être prudent : soyez à l'écoute de vos besoins. Si vous avez faim, que vous ressentez de la nervosité, surtout pendant le premier trimestre, mangez le matin. Si vous vous sentez faible ou que vous perdez du poids (il est normal de prendre 11 à 16 kilos au cours de la grossesse), mangez le matin.

Q Combien de Fasting détox peut-on faire par semaine, et peut-on les faire plusieurs jours d'affilée ?

Il y a des gens qui font 22-23 h de jeûne tous les jours, l'important étant surtout de conserver au moins un repas par jour (sinon c'est du jeûne classique et pas du Fasting et c'est un autre sujet). Donc théoriquement tant que vous mangez le soir, vous pouvez faire autant de Fasting détox que vous voulez. Concernant la perte de poids, celle-ci va dépendre des habitudes alimentaires… Certains vont perdre du poids avec un Fasting détox par semaine, d'autres auront besoin de deux ou trois Fasting détox hebdomadaires.

Q Je dois prendre des comprimés matin et soir pour des raisons de santé. Cela m'oblige à arrêter la période de jeûne ?

Le point important concernant la prise de médicaments, c'est lorsqu'il faut impérativement les prendre au cours d'un repas. Si ce n'est pas le cas de votre traitement, pas de problème, prenez-le avec un peu d'eau le matin et le tour est joué. S'il est indiqué d'associer la prise à un repas, alors il vous est tout à fait possible de prendre votre médicament avec un peu d'huile d'olive, par exemple.

Références bibliographiques

1 Marketdata Enterprises Inc. *The U.S. Weight Loss Market: 2014 Status Report & Forecast* MarketResearch.com, 1 Feb. 2014. Web. 25 Nov. 2014.

2 Keys A et al. *The biology of human starvation. (2 vols).* in The biology of human starvation. (2 vols). (1950). xxxii 1385 pp.

3 Strauss S. Clara M. Davis and the Wisdom of Letting Children Choose Their Own Diets. *Canadian Medical Association Journal* 175.10 (2006): 1199–1201.

4 Renaud S, de Lorgeril M. Wine, alcohol, platelets, and the French paradox for coronary heart disease, *The Lancet* Volume 339, Issue 8808, 20 June 1992, Pages 1523-1526.

5 Keys A *et al.* The diet and 15-year death rate in the seven countries study. *Am. J. Epidemiol.* 1986; 124 (6): 903-915.

6 US Department of Agriculture. *Dietary Guidelines for Americans.* 1980, http://health.gov/dietaryguidelines/1980thin.pdf

7 Food and Agriculture Organization of the United Nations, *The State of Food Insecurity in the World*, 2002.

8 Smith G. A fatter, healthier but more unequal world. *The Lancet,* Volume 387, Issue 10026, 1349-1350.

9 Davis DR. Declining Fruit and Vegetable Nutrient Composition: What Is the Evidence? *HortScience* February 2009 vol. 44, no. 1, 15-19.

10 Fábry P. The frequency of meals its relation to overweight, hypercholesterolaemia, and decreased glucose-tolerance. *The Lancet,*Volume 284, 1964, Issue 7360, 614-615.

11 Jenkins D. Nibbling versus Gorging: Metabolic Advantages of Increased Meal Frequency. *N Engl J Med* 1989; 321:929-34.

12 Speechly DP. Greater Appetite Control Associated with an Increased Frequency of Eating in Lean Males. *Appetite* Volume 33, Issue 3, December 1999, pp. 285-297.

13 Cameron JD *et al.* Increased meal frequency does not promote greater weight loss in subjects who were prescribed an 8-week equi-energetic energy-restricted diet. *Br J Nutr.* 2010 Apr ;103(8):1098-101.

14 Ohkawara K et al. *Effects of increased meal frequency on fat oxidation and perceived hunger* in Obesity (Silver Spring). 2013 Feb.

15 Kahleova H *et al.* Eating two larger meals a day (breakfast and lunch) is more effective than six smaller meals in a reduced-energy regimen for patients with type 2 diabetes: a randomised crossover study. *Diabetologia.* 2014; 57(8): 1552–1560.

16 Stewart WK *et al.* Features of a successful therapeutic fast of 382 days' duration. *Postgrad Med J.* 1973 Mar ; 49(569): 203–209.

17 Taylor R *et al.* Direct Assessment of Liver Glycogen Storage by 13C Nuclear Magnetic Resonance Spectroscopy and Regulation of Glucose Homeostasis after a Mixed Meal in Normal Subjects. *In J Clin Invest.* 1996; 97(1): 126-132.

18 Aeberli I *et al.* Moderate amounts of fructose consumption impair insulin sensitivity in healthy young men. *Diabetes Care* 2013 Jan; 36(1): 150 156.

19 Stephen C. Woods *et al.* Insulin: its relationship to the central nervous system and to the control of food intake and body weight. *Am J Clin Nutr.* 1985; 42,5: 1063-71.

20 Ho KY *et al.* Fasting enhances growth hormone secretion and amplifies the complex rhythms of growth hormone secretion in man. *J Clin Invest.* 1988 Apr; 81(4): 968-75.

21 Johnson JB *et al.* The effect on health of alternate day calorie restriction: eating less and more than needed on alternate days prolongs life. *Med Hypotheses.* 2006;67(2):209-11.

22 Heilbronn LK *et al.* Alternate-day Fasting in nonobese subjects: effects on body weight, body composition, and energy metabolism. *Am J Clin Nutr* January 2005 vol. 81 no. 1 69-73.

23 Adlouni A *et al.* Fasting during Ramadan Induces a Marked Increase in High-Density Lipoprotein Cholesterol and Decrease in Low-Density Lipoprotein Cholesterol. *Ann Nutr Metab* 1997;41(4):242-9.

24 Verboeket-van de Venne WP, Westerterp KR, Influence of the feeding frequency on nutrient utilization in man: consequences for energy metabolism. *Eur J Clin Nutr.* 1991 Mar;45(3):161-9.

25 Johnson JB *et al,* Alternate day calorie restriction improves clinical findings and reduces markers of oxidative stress and inflammation in overweight adults with moderate asthma. *Free Radic Biol Med.* 2007 Mar 1;42(5):665-74.

26 Antoni R *et al.* The Effects of Intermittent Energy Restriction on Indices of Cardiometabolic Health, *Research in Endocrinology*, Vol. 2014 (2014), Article ID 459119, DOI: 10.5171/2014.459119.

27 Amigo I *et al.* Dietary restriction in cerebral bioenergetics and redox state. *Redox Biol.* 2014 Jan 11;2:296-304. doi: 10.1016.

28 Longo V *et al.* Fasting, Circadian Rhythms, and Time-Restricted Feeding in Healthy Lifespan. *Cell Metabolism* Volume 23, Issue 6, 14 June 2016, Pages 1048–1059.

29 Mattson M. Lifelong brain health is a lifelong challenge: From evolutionary principles to empirical evidence. *Ageing Research Reviews* Volume 20, March 2015, Pages 37–45.

30 Lee C *et al.* Fasting Cycles Retard Growth of Tumors and Sensitize a Range of Cancer Cell Types to Chemotherapy. *Science Translational Medicine* 07 Mar 2012: Vol. 4, Issue 124, pp. 124ra27 DOI: 10.1126/scitranslmed.3003293.

31 Yang S. *Fasting every other day, while cutting few calories, may reduce cancer risk.* Univ of California release, 2005-03-14.

32 Klempel MC et al. *Dietary and physical activity adaptations to alternate day modified Fasting: implications for optimal weight loss.* Nutr J. 2010; 9: 35.

33 Marques-Lopes I *et al.* Postprandial de novo lipogenesis and metabolic changes induced by a high-carbohydrate, low-fat meal in lean and overweight men. *Am J Clin Nutr* February 2001; vol. 73 no. 2: 253-261.

34 Williams PT. Maintaining Vigorous Activity Attenuates 7-yr Weight Gain in 8340 Runners. *Med Sci Sports Exerc.* 2007 May; 39(5): 801–809.

35 Wilson JM *et al.* Concurrent training: a meta-analysis examining interference of aerobic and resistance exercises. *J Strength Cond Res.* 2012 Aug;26(8):2293-307.

36 Bassler T. Marathon Running and Immunity to Atherosclerosis. *Annals of The New York Academy of Science.* October 1977; volume 301: pages 579–592.

37 Chargé SB et al. Cellular and molecular regulation of muscle regeneration. *Physiol Rev.* 2004 Jan;84(1):209-38.

38 Roberts C *et al.M*etabolic Syndrome and Insulin Resistance: Underlying Causes and Modification by Exercise Training. *Comprehensive Physiology* 2013 Jan;3(1):1-58.

39 Eriksson J *et al.* Resistance Training in the Treatment of Non-Insulin-Dependent Diabetes Mellitus. *Int J Sports Med* 1997; 18(4): 242-246.

40 Sigal R *et al.* Effects of Aerobic Training, Resistance Training, or Both on Glycemic Control in Type 2 Diabetes. *Ann Intern Med.* 2007;147(6):357-369.

41 Westcott WL. Resistance training is medicine: effects of strength training on health. *Curr Sports Med Rep.* 2012 Jul-Aug;11(4):209-16.

42 Strasser B *et al.* Resistance training, visceral obesity and inflammatory response: a review of the evidence. *Obesity Reviews* July 2012; Volume 13, Issue 7: pages 578–591.

43 DiFrancisco-Donoghue J *et al. Comparison of once weekly and twice weekly strength training in older adults. Br J Sports Med.* 2007 Jan; 41(1): 19-22.

44 Graves JE, Pollock ML, Foster D, Leggett SH, Carpenter DM, Vuoso R, Jones A. Effect of training frequency and specificity on isometric lumbar extension strength. *Spine (Phila Pa 1976).* 1990 Jun;15(6):504–9.

45 Marcinko K. *et al.* High intensity interval training improves liver and adipose tissue insulin sensitivity. *Mol Metab.* 2015 Oct 9;4(12):903-15.

46 Seguin R. *et al.* Sedentary Behavior and Mortality in Older Women. *American Journal of Preventive Medicine.* 2014 Feb, Volume 46; Issue 2: 122-135.

47 van der Ploeg H. *et al.* Sitting Time and All-Cause Mortality Risk in 222 497 Australian Adults. *Arch Intern Med.* 2012;172(6):494-500.

48 Stuart CA *et al.* Bed-rest induced insulin resistance occurs primarily in muscle. *Metabolism.* 1988 Aug;37(8):802-6.

49 King JA *et al.* Influence of brisk walking on appetite, energy intake, and plasma acylated ghrelin. *Med Sci Sports Exerc.* 2010 Mar;42(3):485-92.

50 Holloszy JO. Exercise-induced increase in muscle insulin sensitivity. *J Appl Physiol* (1985). 2005 Jul;99(1):338-43.

51 Shoenfeld BJ *et al.* Body composition changes associated with fasted versus non-fasted aerobic exercise. *Journal of the International Society of Sports Nutrition*, Nov 2014; 11: 54.

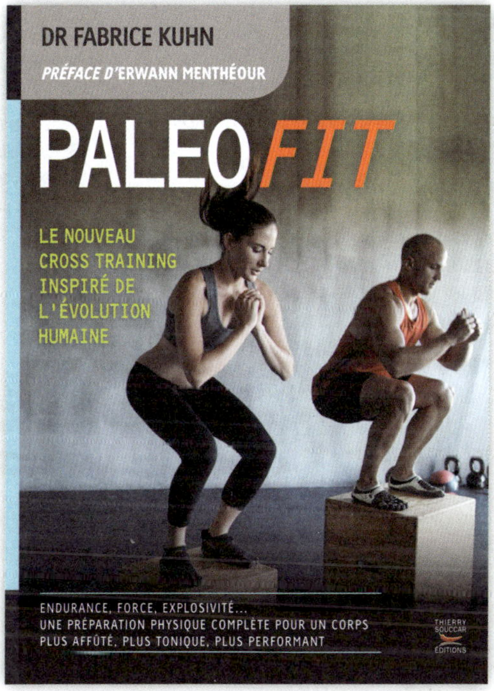
DR FABRICE KUHN
PRÉFACE D'ERWANN MENTHÉOUR
PALEO FIT
LE NOUVEAU CROSS TRAINING INSPIRÉ DE L'ÉVOLUTION HUMAINE
ENDURANCE, FORCE, EXPLOSIVITÉ...
UNE PRÉPARATION PHYSIQUE COMPLÈTE POUR UN CORPS PLUS AFFÛTÉ, PLUS TONIQUE, PLUS PERFORMANT
THIERRY SOUCCAR ÉDITIONS

www.thierrysouccar.com

Sur le site Internet des **Éditions Thierry Souccar**,
retrouvez tous nos livres, nos auteurs, leurs blogs et aussi :

DES SOLUTIONS CONCRÈTES À VOS PROBLÈMES

Des articles pour mieux comprendre :

- les maladies
- les grands équilibres nutritionnels
- les grands concepts de médecine sportive
- les méthodes de bien-être validées par la science

Des ordonnances naturelles, des vidéos d'experts, des recettes santé...

Des conseils pour :

- mieux manger
- faire du sport efficacement sans se blesser
- améliorer sa qualité de vie et son bien-être
- pour réduire au silence des centaines de maladies chroniques

Des témoignages de patients

Notre boutique en ligne

Abonnez-vous à notre newsletter !

Recevez gratuitement et régulièrement :

- Des extraits des livres et des bonus inédits
- Des interviews des auteurs
- Tous les rendez-vous avec nos auteurs
- Des articles précis et ciblés

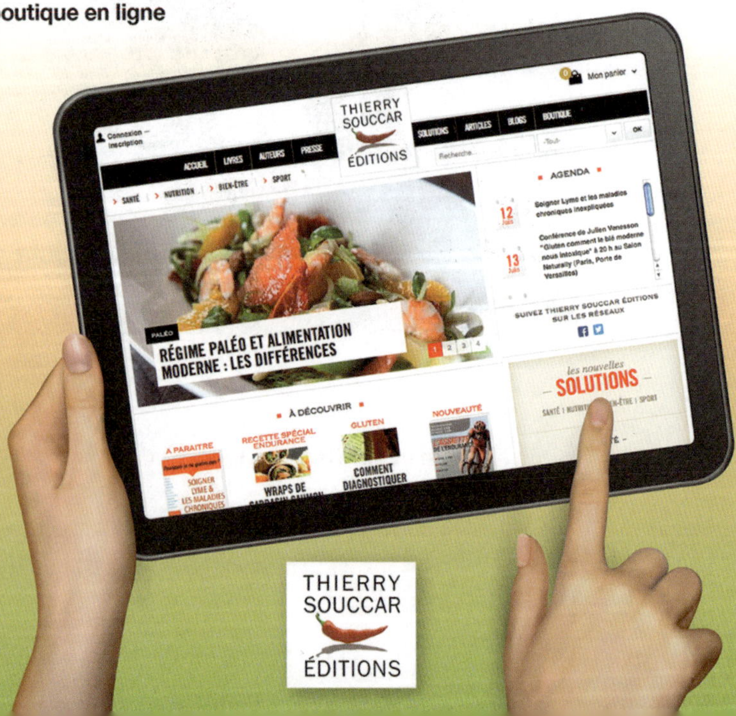

THIERRY SOUCCAR ÉDITIONS